코로나19

**COVID-19: A CONCISE & RATIONAL GUIDE
TO THE 2020 OUTBREAK
by TYLER J. MORRISON**

코로나19
우리가 알아야 할 사실들

타일러 J. 모리슨 지음 | 홍유진 옮김
연세대학교 의과대학 이용제 교수 감수

머리말

인류는 역사상 수많은 바이러스와 감염병에 직면해 왔으며, 그때마다 공포에 떨기도 하고, 매혹되기도 했다. 최근 후베이성 우한시에서 발생한 신종 코로나 바이러스가 전 세계인의 관심을 끌고 있다.

불필요한 우려를 덜어내고자 만들어진 이 간결한 안내서는 다섯 개의 장으로 구성되었다. 제1장은 코로나 바이러스가 무엇인지, 우한시에서 발발한 이 바이러스가 다른 바이러스와 무엇이 다른지, 그리고 감염을 예방하기 위한 합리적인 팁이 무엇인지를 포함하여 이 질병에 대한 여러 정보를 다룬다. 이 안내서에 나온 팁 중 다수가 코로나 바이러스는 물론 인플루엔자 및 감기에도 적용할 수 있다.

제2장은 바이러스와 바이러스가 퍼지는 것을 막으려는 노력에 대한 흥미롭고 구체적인 정보를 다루고 있다. 예컨대,

바이러스를 둘러싼 소문의 진실이 무엇인지, 왜 많은 과학자들은 중국이 감염자 수를 축소·은폐했다고 생각하는지, 중국이 첫 번째 내부 고발자를 어떻게 침묵시켰는지, 중국이 코로나19와 싸우기 위해 드론을 어떻게 사용하고 있는지, 그리고 국제적 공중 보건 비상사태가 무엇인지를 알아본다.

제3장은 초기 12주 동안 바이러스가 유행한 주요 지역을 살펴본다. 여기에는 중국, 한국, 이탈리아, 이란, 다이아몬드 프린세스호가 포함되며, 더불어 미국에서 위험성이 증가하고 있는 상황에 대해서도 알아본다.

제4장에서는 우한이라는 도시에 대해 살펴본다. 3,500년 전 탄생한 도시의 간단한 역사에서부터 그들의 언더그라운드 펑크 음악까지, 바이러스 발생 이전의 우한을 보면 현 상황을 더 잘 이해할 수 있다. 안타깝게도 우리는 감염병 확산을 막지 못할 수준이 되어서야 비로소 질병의 존재를 알게 되었지만, 향후 같은 실수를 반복해서는 안 된다.

제5장은 2019년 12월 초부터 2020년 3월 18일까지 있었던 코로나 바이러스 관련 사건을 포괄적으로 정리하였다.

이 안내서를 다 읽고 나면 코로나 바이러스에 대한 기본적인 의문들이 다소 해결될 것이다. 이 책에는 다양한 언론 매체들에 의해 검증된 자료만 나열하였다(루머를 다룬 부분은 각 루머에 관련된 검증된 사실들을 함께 담았다).

이 책에서는 대만과 홍콩을 별도의 국가·지역으로 분류하였다. 바이러스에 대한 시각은 언론마다 다르므로 통계 또한 미세하게 다를 수 있다. 이 책에 나온 중국에 대한 통계나 자료는 중국 본토에만 해당되는 정보이다. 영국에 대한 통계는 별도의 언급이 없는 한 잉글랜드, 스코틀랜드, 웨일스와 북아일랜드를 포괄한다.

신종 코로나 바이러스와 관련하여 현재 세계보건기구 (WHO)에서 사용하고 있는 공식 명칭은 질병은 COVID-19, 바이러스는 SARS-CoV-2이다.* 엄밀하게 말하면 질병과 바이러스는 차이가 있는 개념이지만 이 책에서는 독자의 편의를 위해, 그리고 언론에서 주로 사용하는 바에 따라 특별한 경우가 아니면 질병과 바이러스 모두 〈코로나19〉 또는 〈코로나 바이러스〉로 통칭했다. 경우에 따라서는 2019-nCoV 등 과거에 사용했던 명칭을 쓰기도 했다.

마지막으로, 특별한 언급이 없는 경우 모든 날짜와 시간은 미국 동부 표준시 기준이다.

* 한국에서 사용하는 질병의 공식 명칭은 〈코로나바이러스감염증-19〉, 약칭 〈코로나19〉이다. ― 옮긴이주

차례

제1장

코로나19에 대해 알아야 할
기본적이고 중요한 정보

코로나 바이러스란 무엇인가?

소셜 미디어에서 계속 떠도는 이야기 중에 가장 문제가 될 만한 것은 〈코로나 바이러스는 단지 일반 감기 정도일 뿐〉이라는 평가다. 이러한 발언은 코로나 바이러스가 실제로 어떤 바이러스인지 잘 모르는 무지에서 비롯된 것이다.

코로나 바이러스라는 용어는 의료 현미경을 통해 볼 때 표면에 왕관처럼 뾰족한 돌기가 있는 바이러스군을 가리킨다.

미국 질병통제예방센터(CDC)에 따르면, 코로나 바이러스는 1960년대에 처음으로 발견되었다. 그 이후 인간을 감염시킬 수 있는 각기 다른 코로나 바이러스 7개가 확인되었다.

다음의 4종은 흔하며 보통 증상이 그리 심각하지 않다.

- 229E(알파 코로나 바이러스)
- NL63(알파 코로나 바이러스)
- OC43(베타 코로나 바이러스)
- HKU1(베타 코로나 바이러스)

이 4개의 코로나 바이러스들은 일반적인 감기의 원인이 되는 바이러스들이다. 감기는 코로나 바이러스 계열에 속하지 않는 다른 바이러스에 의해서도 유발될 수 있다는 것을 유념해야 한다.

다음 3종의 코로나 바이러스는 인간에게 큰 해를 입힐 수 있는 바이러스다.

- MERS-CoV(베타 코로나 바이러스, 858명 사망)
- SARS-CoV(베타 코로나 바이러스, 774명 사망)
- SARS-CoV-2*(아직 알려지지 않음, 2020년 3월 12일 기준 4,970명 사망)

메르스(MERS, 중동호흡기증후군)는 최소 2,494명의 감염자가 나왔다. 이 질병의 치사율은 매우 높아, 대략 34%의

* 명칭이 2020년 1월 30일 2019-nCoV에서 2019-nCoV ARD로, 2월 11일 다시 질병은 COVID-19, 바이러스는 SARS-CoV-2로 변경되었다. — 원주

감염자들이 메르스로 사망하였다.

사스(SARS, 중증급성호흡기증후군)는 최소 8,098명이 감염되었고 치사율은 대략 9.5%로 메르스보다 훨씬 낮았다.

2020년 3월 12일 기준 코로나19의 감염자는 136,639명이고 최소 4,970명이 사망했다. 세계보건기구가 2020년 3월 4일 발표한 치사율은 3.4~3.5%이다.

이해를 돕기 위해 부연하자면, 어느 한 계절 동안 평균적인 독감 치사율은 0.01~0.02%이다. 물론 2018~2019년 시즌에는 4,290만 명의 미국인이 독감에 걸렸기 때문에 0.01% 정도의 치사율이라 하더라도 사망자가 61,200명이나 되었다.

한편 1918년의 스페인 독감은 감염자의 약 3~6%가 목숨을 잃었다. 스페인 독감은 전 세계적으로 약 5억 명의 감염자가 발생했고 일부 국가에서는 다른 국가들보다 더 많은 이들이 목숨을 잃었다. 적어도 5천만 명이 스페인 독감의 대유행 기간 동안 사망했다고 여겨진다.

바이러스가 계속 퍼지면서 상황이 달라질 수 있겠지만 코로나19가 전 세계 수억 명에게 확산될 가능성은 여전히 희박하다. 만약 코로나19가 수억 명을 감염시킨다면, 사망자는 거의 수천만 명에 이를 것이다.

2020년 1월 27일 괴팅겐 대학교 위샤오화Yu Xiaohua 교

	사스	신종 인플루엔자A	메르스
최초 발생	2002년 11월 중국 광동성	2009년 3월 미국 샌디에이고	2012년 4월 사우디아라비아
발병 지역	중국, 홍콩 등 아시아 32개국	전 세계	중동, 아시아
바이러스 종류	사스 코로나 바이러스	A형 인플루엔자 바이러스 중 (H1N1)	메르스 코로나 바이러스
감염 매개	박쥐, 사향 고양이	돼지	박쥐, 낙타
유행 시기	2002년 11월~2003년 7월	2009년 4월~2010년 8월	2012년 4월~현재
잠복기	2~7일	2~7일	2~14일
세계 확진자 수	8,096명	1,532,258명	2,494명 (2019년 11월 30일 기준)
세계 사망자 수 / 치사율	774명 / 약 10% (2003년 7월 기준)	19,633명 / 약 1% (2010년 8월 기준)	858명 / 약34% (2019년 11월 30일 기준)
국내 확진자 수	4명	107,939명	186명 (2019년 8월 4일 기준)
국내 사망자 수 / 치사율	없음	260명 / 약 0.24% (2010년 3월 기준)	36명 / 약 19% (2019년 8월 4일 기준)
주요 증상	고열, 기침, 호흡 곤란 등 폐렴과 유사	독감 증상	고열, 기침, 호흡 곤란 등 호흡기 증상
특징	사망자 중 50% 이상이 54세 이상	대부분이 초·중·고교생 40세 이상은 드문 편	평균 환자 나이는 55세 40~50대가 많음
증상 후 사망까지	23.7일	—	11.5일
치료제	없음	타미플루(로슈사), 리렌자(GSK사)	없음

(출처: 질병관리본부, 세계보건기구)

사스, 신종 인플루엔자A, 메르스 비교

수가 발표한 예측에 따르면, 코로나19의 예상 감염자는 약 59,000명이며 예상 사망자는 약 1,500명이다. 이는 전 세계가 감염자 중 90% 이상을 성공적으로 격리한다고 가정했을 때의 결과다. 격리 비율이 90% 미만인 상황을 가정하고 예측한 과학적 시나리오도 있다. 격리 비율이 50%로 낮아질 경우, 감염자 수는 최대 500만 명까지 증가할 수 있으며, 그중 17만 명 이상이 사망할 수 있다고 한다.

3월 12일 기준, 감염자는 이미 예상치를 77,000명 이상 초과했으며 사망자 역시 당초 예상치를 훨씬 웃돌았다. 이는 격리 비율이 90%보다 매우 낮음을 시사하는 것으로 보이지만 실제 어떤 수준으로 떨어졌는지 확인할 방법은 아직 없다.

본래 더 가능성이 높았던 시나리오는 코로나19에 대해 사스와 메르스의 사례를 밀접하게 반영하여, 사망자를 1,500명 이하로 예측하는 것이었다. 그러나 우한시가 격리 지역으로 선포되기 전에 이미 500만 명 이상이 우한시를 벗어난 것이 코로나19의 세계적인 유행에 결정적 영향을 주었다.

결국 얼마나 많은 감염자와 사망자가 발생할지, 바이러스가 어디까지 퍼질지는 알 수 없다. 3월 12일, 이미 4,970명의 사망자가 발생했고, 바이러스는 6개 대륙 100여개 국가로 확산되었다.

코로나 바이러스는 어디서 왔을까?

전 세계의 의학자들은 코로나19가 어디서 왔는지 알아내기 위해 적어도 2019년 12월 31일부터 부지런히 연구하고 있다. 다양한 견해들이 있지만, 거의 모든 과학자가 최소한 한 가지 의견에 동의하고 있다. 바로 우한시의 화난 수산물 도매시장이 발원지라는 것이다. 시장에서 사용된 많은 가판대에서 코로나 바이러스가 검출되었다. 또한 동물에서 인간으로 감염이 확산되었다는 의견이 대다수다.

과학계에서 아직 남아 있는 논쟁은 어떤 동물이 숙주였는지에 대한 것이다. 현재까지, 박쥐가 가장 유력한 천연 숙주로 거론되고 있다.

다만 공정하게 말하자면, 박쥐는 바이러스를 보유하고 있었을 뿐, 인간을 공격하거나 의도적으로 질병을 퍼뜨리지 않았다. 오히려 야생 동물 시장에서 이 동물들을 식용 목적으로 구입한 것은 인간이다. 과거에 다른 코로나 바이러스도 같은 과정을 통해 발병하였고, 야생 동물 시장을 금지하지 않는 한 미래에 바이러스가 발병하리라는 것은 사실상 명백하다.

우리는 아직 〈0번 환자〉가 누구인지, 중국 의료 기관이나 정부 관계자에 의해 확실하게 확인되었는지 여부를 알지 못한다. 우리가 아는 것은 이 질병이 급속히 퍼지고 있다는 것이다.

업데이트(2020년 2월 7일)

2020년 2월 7일, 일부 과학자들은 천산갑이 가장 가능성이 높은 중간 숙주라고 발표했다. 즉, 최근 연구 결과에 따르면 천산갑이 박쥐에 의해 바이러스에 감염된 후 다 회복되기 전에 인간을 감염시켰을 가능성이 있다는 것이다. 천산갑은 멸종 위기 종임에도 불구하고, 중국에서 고급 식재료인 데다 비늘의 의학적 효능에 대한 낭설까지 있어 불법으로 거래되고 있다.

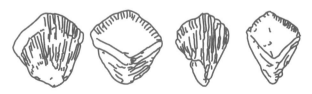

천산갑의 비늘. 중국에서 부적이나 한약재, 필로폰을 제조하는 원료로 쓰인다.

누구에게 가장 위험할까?

　다른 질병이나 코로나 바이러스 질환과 마찬가지로, 노인들이 코로나19에 가장 취약하다. 어린 아이들도 마찬가지이며 기저 질환이 있거나 약물로 인해 면역력이 저하된 모든 이들이 위험하다고 볼 수 있다.

　2020년 1월 23일, 중국 보건 당국은 코로나19의 치사율이 평소 건강에 문제가 있던 노인 남성들에게 크게 편향되어 있다고 발표했다. 그러나 여성들과 건강상의 문제가 없었던 젊은 남성을 포함한 젊은 환자들도 바이러스로 인해 세상을 떠났다. 따라서 일부 환자에게 더 높은 위험 요인이 있음에도 불구하고, 바이러스에 걸린 사람들이 모두 위험에 처해 있는 것은 분명하다. 『뉴욕 타임스 *The New York Times*』에 따르면 사스 사태 때 깊이 관여했던 몇몇 의학 전문가들이 코로나19의 현 상황을 크게 우려하고 있다.

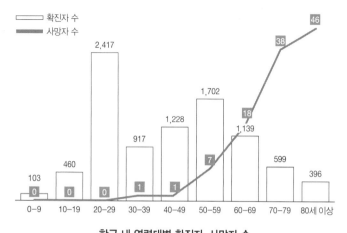

한국 내 연령대별 확진자, 사망자 수
(출처: 중앙재난안전대책본부, 2020년 3월 23일 0시 기준)

홍콩 대학교의 관이Guan Yi 박사는 〈코로나19가 전 세계적으로 대유행할 가능성이 있다〉라고 말했다. 우한시를 돕고 싶은 마음에 그곳에 방문했던 관 박사는 〈무력하고, 매우 화가 나〉 재빨리 그곳을 떠났다고 말했다.

컬럼비아 대학교의 감염병 학자 W. 이안 립킨W. Ian Lipkin 박사는 세계보건기구와 중국 정부 관계자들에게 〈이 병의 확산을 막을 좋은 방법은 없다〉라고 충고했다. 그는 〈말이 이미 마구간 밖으로 나왔다〉라면서 일침을 가했다.

업데이트(2020년 2월 25일)

미국 질병통제예방센터와 캐나다 보건부 최고 의료 책임자는 시민들에게 예방 조치를 준수하고 세계적 대유행에 대비하라고 촉구하는 성명을 냈다.

캐나다에서는 시민들에게 보존 식품과 비상약을 비축해놓으라고 권고했다. 미국 질병예방통제센터 본부장은 〈국민들은 이 사태를 대비해야 하며 더 나빠질 수 있다고 생각해야 한다. …… 지금은 기업, 병원, 지역 사회, 학교, 그리고 우리 모두가 준비를 시작할 때다. …… 이 모든 상황이 과도하게 보일 수도 있고 일상생활의 심각한 혼란을 가져올 수 있다고 생각한다. 하지만 지금 준비해야 할 필요가 있다. 학교나 어린이집이 휴교·휴원한다면 아이들을 어떻게 돌볼 것인지 생각해 놓아야 한다〉라고 말했다.

추가로 업데이트된 정보와 어떻게 이 사태를 대비할 것인지에 대한 정보는 제1장의 뒷부분에 설명되어 있다.

증상은 무엇인가?

코로나 바이러스를 진단하고 치료하는 데 있어서 가장 큰 장애 중 하나는 코로나 바이러스의 초기 증상이 다른 질병과 비슷하다는 점이다. 더 심각한 것은, 현재 환자들을 도울 수 있는 백신이나 알려진 약이 없다. 따라서 입원할 정도로 심각한 증상이 있는 환자들도 수액 투여, 산소 공급, 휴식 정도의 치료를 받고 있을 뿐이다.

2020년 1월 27일 당시 중국의 의료 지원 대기 시간은 최소 36시간이었다. 중국 정부는 늘어나는 환자를 더 잘 관리하기 위해 1주일 이내에 1,000개 병상 병원 세 곳을 건설할 것을 명령했다. 더불어 24시간 일하고 있는 의사와 간호사의 부담을 덜어 주기 위해 더 많은 의료진을 확보하려는 시도를 하고 있다. 한 의사는 환자들을 도우려다 과로로 인한 심장마비로 사망하기도 했다.

코로나19의 증상 중 어떤 것이라도 있는 사람은 누구나 병원에 가야 한다. 다른 사람들에게 전염되는 것을 막기 위해서는 병원이나 보건소 방문 전 미리 연락을 취한 뒤 가는 것이 좋다. 아래는 코로나19의 주요 증상이다.

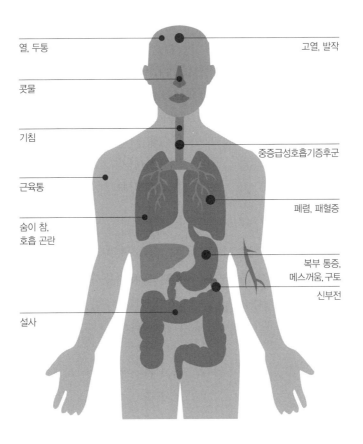

열, 두통

콧물

기침

근육통

숨이 참,
호흡 곤란

설사

고열, 발작

중증급성호흡기증후군

폐렴, 패혈증

복부 통증,
메스꺼움, 구토

신부전

- 열
- 기침
- 콧물
- 두통
- 근육통
- 숨이 참(가쁜 호흡, 짧은 호흡)
- 호흡 곤란
- 피로
- 설사

병이 진행됨에 따라 증상도 악화된다. 코로나19의 증세가 심각한 사람들은 다음과 같은 증상도 나타날 수 있다.

- 발작
- 고열(38도 이상)
- 폐렴
- 중증급성호흡기증후군(SARS)
- 패혈증
- 신부전
- 기절
- 복부 통증(다른 증상 이전에 나타나는 경우도 있음)

- 메스꺼움(다른 증상 이전에 나타나는 경우도 있음)
- 구토

이 같은 증상이 있음에도 응급 처치를 빨리 받지 못하면 사망에 이를 수 있다. 어떤 사람들은 이를 감기의 증상으로 생각하고 회복하다가 바이러스 수치가 급증하여 증상이 악화된 경우도 있다.

위의 증상 중 하나라도 있고, 최근 중국(특히 우한)이나 코로나19가 유행하는 나라를 방문한 적이 있는 사람은 즉시 의사의 진찰을 받는 것이 중요하다. 처음부터 모든 환자에게 발열 증상이 나타나지 않음을 명심해야 한다.

조심해서 나쁠 것은 없다. 이 말인즉슨, 병을 앓고 있는 사람 옆에 있었거나 주요 발병 지역을 여행한 적이 있는 사람이 기침이 나고 숨이 찬다면 검사를 받아야 한다는 뜻이다.

코로나19와 관련된 증상 및 합병증에 대해서는 〈코로나 바이러스가 몸에 미치는 영향〉에서 자세히 다루도록 하겠다.

바이러스는 어떻게 퍼지는가?

안타깝게도 의학계는 아직 바이러스에 대해 많은 부분을 모르고 있다. 그리고 이 신종 코로나 바이러스의 경우, 많은 세부 사항이 밝혀짐에 따라 정보가 계속 변하고 있다. 여기에서는 2020년 3월 12일까지의 정보를 정리했으나 시간이 지나고 과학적 연구가 진행됨에 따라 정보는 계속 업데이트될 예정이다.

바이러스가 퍼지는 원인은 무엇인가?

과학자들은 이 바이러스의 6가지 주요 감염 경로를 언급했다.

- 가까운 곳에서의 재채기나 기침으로 발생한 비말 입자로 인한 전파

- 비말 입자가 닿아 오염된 표면(질병통제예방센터에 의하

면 바이러스는 구리, 철의 표면에서 2시간가량 생존하며 나무나 플라스틱 표면에서는 조금 더 오래 살 수 있다고 한다.)

  ▪ 사람의 배설물, 특히 일부 환자에게서 나타나는 설사를 통한 바이러스 유출

  ▪ 키스를 통한 타액 교환

  ▪ 공기 중 부유 입자(중국 보건 당국에서 2020년 2월 9일 이 감염 경로를 공식화했으며, 세계보건기구는 2월 11일 이를 지지했다.)

  ▪ 소변 방울을 통한 바이러스 유출(2020년 2월 11일 중국 보건 당국에서 이 감염 경로를 공식화했다.)

  공기 중 부유 입자의 경우, 보균자 혹은 감염자가 1~2미터 이내에서 기침이나 재채기를 하면 잠재적으로 병을 옮길 수 있다. 이 입자는 어떤 표면에도 내려앉을 수 있고, 누군가가 만지게 되면 옮겨 가게 된다. 예를 들어 감염된 문고리에 손을 댄 후 손을 씻기 전에 입, 코, 눈을 만지면 바이러스에 걸릴 확률이 높다.

  2013년 사스 유행 때는 많은 사람들이 감염자의 배설물에 노출되어 병에 걸렸다. 이처럼 감염은 예상치 못한 여러 상황에서 일어날 수 있다.

여러 가지 예방책이 있지만, 그중에서도 화장실 물을 내릴 때 꼭 변기 뚜껑을 닫고 하는 것이 현명한 방법이다. 또 공중 화장실에서 문, 화장실 손잡이, 세면대와 같은 물건을 만질 때에는 종이 타월을 사용하는 것이 좋다. 반드시 손을 깨끗이 씻고 화장실을 나오자마자 종이 타월을 버리도록 하자.

타액은 거의 항상 바이러스성 질병의 주요 감염 경로다. 따라서 본인이나 배우자, 파트너가 바이러스에 감염됐다고 의심할 만한 이유가 있다면 서로 키스를 해서는 안 된다. 더불어 같은 컵을 사용하는 등의 입에 닿을 수 있는 그 어떤 것도 공유하는 행동을 하지 않는 것이 중요하다.

이러한 안전 수칙들은 인플루엔자, 일반 감기를 포함한 모든 바이러스성 질병에 적용 가능하다는 것을 명심하라.

업데이트(2020년 2월 11일)

세계보건기구의 테워드로스 아드하놈 거브러여수스Tedros Adhanom Ghebreyesus 사무총장은 2020년 2월 11일 열린 기자회견에서 모든 징후가 〈코로나 바이러스의 공기 중 전염〉을 시사하고 있다고 했다.

「코로나는 공기 중으로 전파되며, (에볼라보다) 전염성이 더 강합니다. 비록 확진자가 매우 적은 곳도 있지만, 코로나는 이미 24개국으로 전파되었습니다. 대혼란을 가져올 수 있는 잠재력이 있다는 점에서 코로나는 에볼라와는 매우 다릅니다. 코로나는 더 강력하고 독합니다. 우리는 이 상황을 더 심각하게 받아들이고 있습니다. 하지만 섣부른 추측을 하기보다는 바이러스의 근원에 초점을 맞추고, 그 원인에 집중하여, 확산을 늦추고 막으며, 억제에 더 많은 투자를 해야 합니다. 필요하다면 상황에 맞춰 다른 전략을 짜야 합니다.

우리는 이 상황을 심각하게 바라보되 현실적이고 침착해야 합니다. 이것이 우리가 권고하는 바이며, 우리는 여러 억제 수단을 가지고 있습니다. 물론 심각한 상황도 예측할 수 있지만, 할 수 있는 모든 일을 다 해보겠습니다.」

2020년 2월 13일, 한 연구팀은 『병원 감염 저널 *Journal of Hospital Infection*』에 연구 리뷰를 발표했다. 특정 표면에 붙은 코로나 바이러스가 실온에서 4일에서 9일 동안 생존할 수 있다는 것이다. 온도가 낮아지고 공기 습도가 높아지면 바이러스의 수명이 연장될 수 있다고 한다.

바이러스 생존에 적합한 생활 환경을 조성할 가능성이 높은 표면은 알루미늄, 유리, 종이, 플라스틱, 나무 등이다. 다른 연구에 따르면, 스테인리스 스틸이 저온에서 바이러스가 살기 적합한 환경으로 나타났다.

이에 근거하여 병원 직원들에게는 호출 버튼, 문손잡이, 침대 틀, 침대 옆 사이드 테이블 등 플라스틱이나 금속으로 만들어진 모든 것을 포함해 환자와 직접적으로 닿을 만큼 가까운 곳에 있는 물체는 전부 최대한 깨끗하게 유지할 것이 권장된다.

업데이트(2월 23일)

『재팬 타임스*Japan Times*』에 따르면, 중국의 일부 과학자들은 바이러스의 잠복기가 14일보다 훨씬 길다고 생각한다. 이들은 그 증거로 바이러스 감염자였던 가족에게 직접 노출된 지 27일이 지나도록 증상을 보이지 않은 남성 장Jiang 씨의 사례를 내놓았다.

보도에 따르면 장 씨는 1월 24일 감염된 가족을 만났다. 그의 첫 증상인 발열은 2월 21일에 나타났다. 다음 날, 그는 코로나19에 양성 반응을 보였다.

세계의 다른 의학 전문가들은 장 씨가 통계적 이상치이거나 혹은 다른 곳에서 바이러스에 노출되었을 수 있다고 말했다. 2월 28일 현재, 잠복기가 더 길다는 것을 증명하는 다른 사례는 알려지지 않았다.

업데이트(2월 26일)

『스트레이츠 타임스 *The Straits Times*』에 의하면, 중국 광둥성의 의사들은 이 바이러스에서 회복된 것으로 기록된 환자 중 14%가 퇴원 후 검진에서 다시 양성 반응을 보인다는 것을 발견했다. 이로 인해 코로나19의 진정한 감염 기간에 대한 많은 의문이 제기되었다. 중국은 퇴원한 모든 환자들에게 추가로 14일 동안 집에서 자가 격리를 하도록 권고했다.

일본도 이 병에서 완치 판정을 받고 퇴원한 여성의 사례를 발표했다. 퇴원 3주 후, 그녀는 코로나 바이러스 증상을 다시 겪었고 검사에서 양성 반응을 보였다.

업데이트(2월 27일)

미국의 전(前) 보건 정책 자문관이자 현(現) 세계보건기구 사무총장의 특별 고문인 에제키엘 이매뉴얼 Ezekiel Emanuel 박사는 이렇게 말했다. 「이번 바이러스가 독감과 얼마나 비슷한지, 얼마나 다른지 알 수 없습니다. 그러나 한 가지는 알고 있습니다. 독감보다 더 빠르게 전파된다는 사실입니다. 사람들 사이에 아주, 아주 쉽게 퍼져 나갑니다.」

업데이트(3월 11일)

『타임Time』지는 미국을 포함해 각국의 다양한 과학자들이 진행하고 있는 연구에 대해 보도했다. 이 연구 결과는 코로나19 바이러스의 생존 시간이 상당히 길다는 것을 보여 주었다.

- 공기 중에서 3시간
- 구리 위에서 4시간
- 나무 표면에서 24시간
- 플라스틱, 스테인리스 스틸에서 48~72시간

미국 국립 알레르기 및 감염병 연구소의 앤서니 파우치 Anthony Fauci 박사는 CNN에 출연해 이 연구 결과가 상당히 정확하다고 말했다. 동시에, 남아 있는 바이러스의 양이 누군가가 감염될 만한 수치인지는 알 수 없다고 말했다.

업데이트(3월 12일)

『랜싯 메디컬 저널Lancet Medical Journal』은 바이러스의 확산을 진행하는 병원체가 감염자의 호흡기에서 37일 동안 생존할 수 있다는 연구 결과를 발표했다. 이 결과에 따르면 바이러스에 감염된 사람은 증상이 시작되기 전 약 14일 동안, 그리고 증상이 나타나는 동안과 그 이후에도 바이러스를 퍼뜨릴 수 있다는 뜻이 된다.

이 연구가 발표되었을 당시 세계 대부분의 국가는 14일의 격리 또는 자가 격리를 권고하고 있었는데, 이 연구는 과연 14일이 충분한지, 효과적인지에 대한 의문을 제기했다.

코로나 바이러스는 어떻게 몸속에서 살아남는가?

　이 신종 코로나 바이러스는 눈·코·입을 통해 몸으로 들어간다. 그 후, 바이러스 표면의 지방층 막에 박혀 있는 스파이크가 기도에 있는 ACE2라는 세포와 결합한다.* 이 세포는 단백질을 만들어 내는 세포이다.

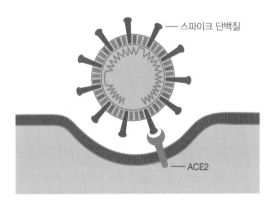

　* 바이러스 대부분은 스파이크 단백질을 갖고 우리 몸에 있는 세포와 결합하지만, 어떤 세포와 결합해 침투하는지는 바이러스마다 다르다. ― 감수자주

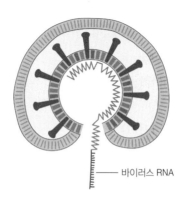

바이러스 RNA

바이러스는 세포의 막에 자신의 기름층 막을 결합시켜 세포를 감염시킨다. 그렇게 세포와 융합한 뒤, 바이러스는 RNA라는 게놈을 내보낸다.

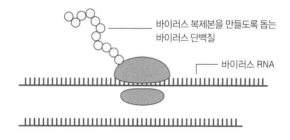

바이러스 복제본을 만들도록 돕는
바이러스 단백질

바이러스 RNA

이 신종 코로나 바이러스의 게놈은 3만 개가 채 되지 않는다(인간의 게놈은 30억 개가 넘는다). 감염된 세포는 RNA를 읽은 뒤, 면역 체계가 접근하지 못하도록 막고 바이러스 복제본을 만들도록 돕는 단백질을 만들어 낸다. 과학자들은 항바이러스제 중에서 신종 코로나 바이러스 단백질의 활성도를 떨어뜨려 감염을 막을 치료제가 있을지 실험을 진행하고 있다.

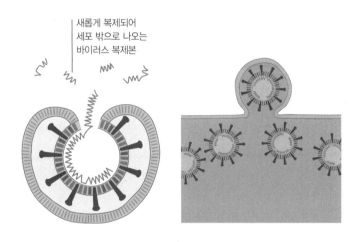

새롭게 복제되어
세포 밖으로 나오는
바이러스 복제본

바이러스 복제본은 응집해 세포의 바깥쪽 끝으로 나온다. 그리고 하나하나의 감염된 세포는 바이러스가 죽을 때까지 복제본을 수백만 개씩 만들어 낼 수 있다. 이 바이러스는 주변 세포를 감염시키거나 폐로부터 나오는 입자에 포함되어 배출된다. 폐에서 나오는 입자에 포함된 바이러스는 기침이나 재채기를 통해 몸 밖으로 나와 바이러스를 퍼뜨린다.

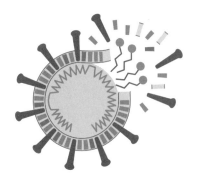

　비누의 계면 활성제는 바이러스의 지방층 막 일부를 녹여 형태를 파괴한다. 그러면 바이러스가 증폭하지 못하고 죽게 된다. 또한 비누의 계면 활성제는 물 분자를 좋아하는 〈친수성〉을 가지고 있기 때문에 거품을 씻어 낼 때 죽은 바이러스가 물에 같이 씻겨 내려간다. 알코올 성분의 소독제보다 비누를 사용하여 흐르는 물에 손을 씻는 것이 중요한 이유이다.

코로나 바이러스로부터 나를 어떻게 지킬 수 있나?

코로나 바이러스에 걸릴(또는 퍼뜨릴) 위험을 줄이기 위해 할 수 있는 일은 많다. 질병통제예방센터와 세계보건기구에 따르면, 모든 사람들이 취해야 할 몇 가지 조치들이 있다.

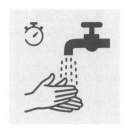

- 비누와 뜨거운 물로 최소 20초 동안 손을 씻는다.
- 물과 비누를 사용할 수 없는 경우 알코올 기반의 손 세정제를 사용한다.

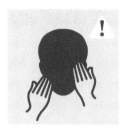

■ 씻지 않은 손으로 코, 입 또는 눈을 만지지 않는다. 공공 장소에서 어떤 표면을 만졌거나 다른 사람과 접촉한 경우 특히 중요하다.

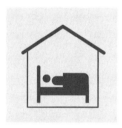

■ 아프면 집에 머물면서 병이 퍼지지 않도록 한다. 자녀가 아프면 학교에 보내지 말고 다른 아이들과 놀지 못하게 하라.

■ 아플 가능성이 있는 경우, 노인이나 유아 또는 면역력이 약한 가족이나 친구는 만나지 않는다.

■ 독감 예방 주사를 맞는다. 바이러스를 예방하지는 못하지만 면역 체계가 저하되는 것을 피할 수 있다. 이는 코로나19 환자들과 함께 병원에 있는 상황을 피하도록 도울 것이다.

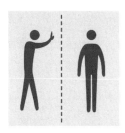

- 아픈 사람과 멀리 떨어져 있어라.

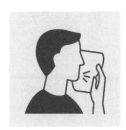

- 재채기나 기침을 할 때는 반드시 코와 입을 휴지로 완전히 가린다. 사용된 휴지는 즉시 버리는 것이 중요하다.

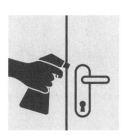

■ 자주 만지거나 타인과 공유하는 모든 물건과 표면은 정기적으로 세척하고 소독한다. 질병통제예방센터는 감염된 문손잡이를 만짐으로써 코로나19에 걸리는 것이 가능하다고 했다.

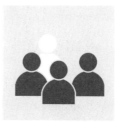

■ 바이러스가 당신의 지역 사회로 확산되었다면 악수를 하거나 포옹하지 않도록 주의한다. 일회용 장갑을 착용하여 공유 표면을 통해 병에 걸릴 위험을 줄일 수 있다. 또한 사람이 많이 모이는 곳에는 가지 않는다.

■ 컵, 식기 또는 음식을 다른 사람과 공유하지 않는다.

▪ 감염이 의심되는 사람과 키스하지 않는다(당신이 바이러스에 노출되었을 가능성이 있다고 생각되어도 마찬가지다).

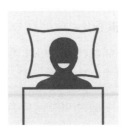

▪ 충분한 양의 수분을 섭취하고 최소 7~8시간의 수면을 취한다.

▪ 일부 연구에서 생고기나 날달걀이 질병의 매개가 될 수 있다고 밝히고 있으므로 이를 먹거나 만지는 것을 피한다.
▪ 야생 동물을 멀리하라. 특히 중국을 방문할 경우 더욱 조심하라.
▪ 규칙적으로 운동하고, 스트레스를 관리하며, 잎채소 등

식물성 식단을 섭취하여 전반적인 신체 건강과 질병에 대한 저항력을 향상시킨다.

마스크가 도움이 될까?

안면 마스크의 진짜 목적은 감염된 사람들이 질병을 퍼뜨리는 것을 막기 위한 것이다. 의학 전문가들은 약물, 화학 요법이나 건강 문제로 인해 면역력이 약한 환자들에게 마스크 착용을 권하고 있다. 미국 거주자 중 마스크 착용자 대다수는 코로나19에 감염되어서가 아니라 면역력이 약하기 때문에 착용하는 것이다.

하지만 당신이 유행 지역에 살고 있거나 당신이 평균보다 발병 위험이 더 높은 사람이라면, 마스크는 당신을 보호해 줄 수 있다. 올바른 마스크를 사는 것이 중요하다. 다소 까다롭기 때문이다.

N95 마스크가 가장 좋은 선택이다. 마스크를 선택할 때, 단순히 먼지와 다른 미립자를 차단하는 것이 아니라 의료 상황에서 사용이 승인되었는지 확인해야 한다. N95 마스크는 어린이나 수염이 있는 성인에게는 맞지 않을 수 있다.

미국 식품의약국(FDA)에 따르면, 가장 좋은 마스크 유형은 다음 4가지이다.

- 3M 방진 마스크 8670F
- 3M 방진 마스크 8612F
- 파스퇴르 F550G 마스크
- 파스퇴르 A520G 마스크

  이러한 마스크를 찾을 수 없거나 아마존에서 현재 재고가 있는지 확인하고 싶다면 〈N95 마스크〉나 〈3M N95 마스크〉로 검색해야 한다. 2020년 1월 27일 기준 중국에서의 재고 부족과 전 세계의 코로나19 확산 우려로 마스크를 찾는 것이 매우 어렵게 되었다. 의학 전문가들은 2월 5일에는 온라인과 오프라인 상점에서 마스크가 실질적으로 품절될 것으로 예상했다. 2월 6일 기준, 아마존에서 일부 마스크를 구할 수 있었지만, 대다수는 가격을 대폭 인상한 제3의 판매상으로부터 판매되는 것들이었다.

  1월 29일, 미국의 보건 전문가들은 건강한 사람들의 마스크 사재기가 실제로 바이러스를 더 확산시킬 수 있다는 우려를 표명했다. 그들은 의료진에게 코로나 의심 환자, 확진 환자를 대할 때 N95 마스크와 보호용 고글을 꼭 착용할 것을 강력히 촉구했다.

마스크 착용 방법

마스크를 쓰기로 했다면 제대로 쓰자. 수술용 마스크 쓰는 방법을 참고하라.

1. 비누와 물(또는 손 세정제)로 20초간 손과 손목을 씻는다.

2. 와이어 쪽이 상단으로 가도록 한다.

3. 파란색이 들어간 마스크라면 파란색이 바깥쪽을 향하도록 한다.

4. 마스크 고리를 귀에 씌운다.

5. 마스크의 와이어를 콧날에 잘 맞도록 조인다.

6. 마스크 아래쪽이 턱을 감싸도록 아래로 당긴다.

7. 코 부위의 와이어가 잘 고정되어 있는지 확인한다.

마스크를 올바르게 착용하는 데 성공했다면, 안경이나 선글라스를 썼을 때 뿌옇게 되는 문제가 생기지 않을 것이다. 정확한 마스크 착용 방법과 손 씻기, 세정제 사용법을 보고 싶다면 유튜브에서 〈코로나 바이러스: 의사가 알려 주는 제대로 손 씻고 마스크 쓰는 법Coronavirus: Doctor explains the proper way to wash your hands and put on a face mask〉을 찾아보기 바란다.

기타 준비 팁

미국 질병통제예방센터와 식품의약국은 항상 가족 수만큼의 3일치 음식과 물을 준비하라고 조언한다. 만약 코로나 바이러스가 미국이나 다른 나라에서 심각한 문제가 된다면, 추가적인 격리 구역이 필요할 수 있다. 바이러스가 완전히 사라질 때까지 집에만 있어야 할 수도 있다.

많은 우한 시민들이 언론을 통해 식료품이 부족하고, 가게 진열대의 대부분이 비어 있다고 고충을 토로하고 있다. 다행인 것은 아직 문을 닫지 않은 몇몇의 식료품점을 통해 시(市)가 매일 식료품을 전달하고 있다는 것이다. 그러나 이 보급품도 오전이 지나기도 전에 다 고갈되고 있고, 우한 시내의 차량 운행도 통제되고 있다.

만약 당신의 지역에서 집단 감염이 일어날까 걱정된다면, 적어도 3일치의 음식과 물은 보관하는 것이 현명한 방법이다. 이럴 경우 2~3주 동안 부패하지 않는 식료품이 바람직하다. 비상 상황에서 준비해야 하는 물품(특히 미국에서)에 대한 내용은 다음에서 확인할 수 있다.

어떤 물품을 구입해야 할까?

미국 질병통제예방센터는 2020년 2월 25일부터 시민들에게 코로나19의 세계적 대유행, 즉 팬데믹에 대비할 것을 권고했다. 질병통제예방센터의 코로나19에 대한 이전 태도와는 다른 발언이었다. 여기에 제시된 정보는 미국의 기존 비상 대비 지침에 기초하고 있으며, 중국 내 상황이 어떻게 전개되어 왔는지에 따른 일부 수정 사항도 포함되어 있다.

「미국 국민께 상황이 나빠질 수 있다는 것에 대비하라고 말씀드립니다. …… 지금은 기업, 병원, 지역 사회, 학교, 그리고 국민들이 준비를 시작해야 할 때입니다.」 질병통제예방센터 본부장인 낸시 메세니어Nancy Messionnier 박사의 말이다.

중국에서 2019년 12월부터 2020년 2월까지 주목할 만한 전기 공급 문제나 물 문제는 없었다. 다른 나라에서도 비슷한 상황을 예상할 수 있다. 하지만 상황이 장기화되거나, 특정 지역에서는 이야기가 다를 수 있다. 최악의 상황을 염두에 둔다면, 충분한 음식과 물을 비축하는 것이 가장 좋다.

■ 질병통제예방센터는 하루에 1인당 4리터 이상의 물을 비축할 것을 권장한다. 하지만 우리는 격리가 얼마나 오래 지속될지, 혹은 물이 변질되지 않을지 알 수 없기 때문에, 얼마나 많은 물을 저장해야 하는지 가늠하기 어렵다. 당신은 항상 2~3일분의 물을 보관하고 있어야 하지만, 가능하면 그것을 2~3주분으로 확장해야 할지 모른다.

■ 건조 식품과 통조림 식품은 보관시 전기가 필요 없으며 빨리 상하지 않으므로 비상사태에 가장 적합하다. 잠재적으로 비축할 수 있는 품목으로는 통조림 야채, 콩, 파스타, 시리얼, 분유 또는 상온 보관 우유, 우유 대체재 등이 있다. 다시 말하지만, 어떤 긴급 상황이든 대비할 수 있도록 항상 2~3일치의 보급품을 보관해야 한다. 이번 같은 특수한 경우, 전 세계 정부의 지침은 1주에서 6주치의 음식을 보관하라고 권고하고 있다.

■ 반려 동물을 잊지 말자. 그들도 또한 같은 기간 동안 음식과 물이 필요할 것이다.

■ 가능하다면 90일 동안 먹을 수 있는 처방약을 준비하자.

또한 여분의 상비약과 코로나19에 수반되는 기침과 열을 치료하는 데 도움이 되는 약을 추가로 구비한다.

- 마스크는 필수품이지만 이를 사재기하는 것은 다른 사람들에게 도움이 되지 않으며 의료진이 일을 하는 데 어려움을 줄 수 있다. 게다가, 지금 당장 마스크를 구하는 것은 매우 어렵다.

- 손 세정제, 표백제, 살균 스프레이, 손 비누 및 기타 세정 제품들은 재고를 잘 유지하는 것이 좋다.

- 화장실 휴지가 충분한지도 살펴보는 것이 좋다.

- 정신적, 정서적 욕구를 충족시켜 줄 물건들도 챙기자. 격리되면 시간을 보낼 수 있는 방법이 필요할 것이다. 책, 퍼즐, 보드게임, 컬러링 북, 영화, 그리고 이 상황을 잊는 데 도움을 주는 모든 것을 고려해 보라.

- 신체적인 욕구도 매우 중요하다. 만약 여러분의 지역이 격리될 것이라면, 처음 며칠을 이겨 낼 수 있도록 신선한 과일과 채소를 산다. 격리 기간이 길어질 것을 대비해 신체 건강을 유지하기 위하여 집 안에서 할 수 있는 것이 무엇인지 생각해 보아야 한다. 중국에서는 물통이나 다른 가정용품을 아령으로 사용한다고 한다.

- 침착하라. 스트레스는 바이러스에 걸릴 확률을 더 높인

다. 어떤 일이 일어나도 대다수의 사람들은 무사할 것이다. 실제로 지금까지 연구 결과에 따르면 코로나19 환자의 약 80%는 치료가 거의 필요 없거나 전혀 필요하지 않을 정도로 가벼운 증상만 있다고 한다.

업데이트(2020년 3월 10일)

질병예방통제센터는 고위험군에 속하는 모든 미국인에게 식료품 등 물품을 비축하고 장기간 집에 머물 준비를 하도록 권고했다. 고위험군에 속하는 사람들은 다음과 같다.

- 60세 이상
- 면역 체계가 손상된 사람
- 만성 신장 질환, 폐 질환이 있는 사람
- 혈액 질환이 있는 사람
- 당뇨를 포함해 내분비 장애가 있는 사람
- 임신 중이거나 최근 2주 이내에 출산한 여성
- 대사 장애가 있는 사람
- 심장병이 있는 사람
- 신경학적, 신경발달적 질환이 있는 사람

최소 2~3일치의 물과 식품

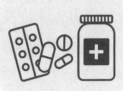

90일치의 상비약

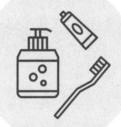

위생용품

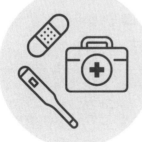

구급 상자

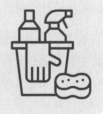

2~3주분의 각종 세정제

코로나 바이러스가 몸에 미치는 영향

『랜싯 메디컬 저널』은 우한 진인탄 병원의 최초 코로나19 환자 99명으로부터 발견한 중요한 사실을 발표했다. 이들 모두가 폐렴으로 고통받고 있다는 것이다. 코로나 바이러스는 그들의 폐에 염증을 일으키고, 산소를 혈관으로 운반하는 역할을 하는 작은 주머니를 물로 가득 채우기 시작했다.

모든 환자의 증상을 종합적으로 살펴보면 다음과 같다.

- 99명 모두 폐렴 증상이 있었다.
- 82명이 입원 당시 열이 있었다.
- 81명이 마른기침을 했다.
- 31명이 호흡 곤란을 경험하였다.
- 11명이 근육통을 호소하였다.
- 8명은 지속적인 두통을 가지고 있었다.
- 5명은 인후염이 있었다.

나중에 들어온 환자들 중 일부는 설사 등 훨씬 더 다양한 증상을 보인 것으로 확인됐다.

2020년 1월 25일, 처음 99명의 환자 중 11명이 사망했으며 31명은 완치 판정을 받았고 57명은 여전히 입원 중이었다.

처음에 사망한 두 명은 심각한 건강상의 문제는 없었지만 장기간 흡연했던 남성들이었다. 두 환자 모두 이 바이러스로 인해 심한 호흡 장애를 겪었다. 각각 산소 호흡기(환자1)를 사용하고 인공 폐(환자2)를 사용했음에도 불구하고 두 사람 모두 폐 합병증으로 사망했다.

99명의 환자 중 절반 이상이 당뇨, 혈관 손상, 심장 약화 등 기존 질환이 있었다. 바이러스를 이길 수 있을 만큼 건강하지 않은 상태였던 것으로 보인다.

이들 초기 환자들의 대부분은 중년이나 노인이었다. 그 이후로 확진자의 남녀 비율은 1.2:1 정도로 유지되었다.

2차 연구

2차 우한 환자 연구 결과는 2020년 2월 7일『미국 의사 협회 저널*JAMA*』에 의해 발표되었다. 이 연구에서는 138명의 환자를 관찰하여 코로나 바이러스 확산에 대해 자세히 알아보았다.

환자들의 나이는 22세에서 92세까지 다양했고, 평균 연령은 56세였다. 128명은 각각 1월 1일에서 28일 사이에 우한 대학교 중난 병원에 입원했다.

- 감염자 중 41%가 병원에서 바이러스에 감염되었다(의료 종사자 40명, 다른 문제로 입원한 환자 17명).
- 한 명의 환자는 최소 14명에게 코로나19를 감염시켰다. 그의 초기 증상은 복통이어서 잠재적인 코로나 보균자처럼 보이지 않았다.
- 128명의 환자 중 10%는 발열과 기침 같은 흔한 증상이 없었다. 그들의 초기 증상은 메스꺼움과 설사였다.
- 흔치 않게 복통, 현기증, 두통 등의 증상이 나타나기도 했다.

이 연구는 또한 처음에는 가벼웠던 환자들의 증상이 5일에서 7일 후에 급격히 악화될 수 있다는 것을 밝혀냈다. 이 연구를 통해 구축된 새로운 타임라인은 다음과 같다.

- 1~4일차: 가벼운 증상
- 5~6일차: 호흡 곤란
- 7일차: 입원 필요
- 8일차: 심각한 호흡 곤란

138명의 환자 중 26%가 집중 치료실(ICU)에 입원했다. 집중 치료실로 보내진 환자의 평균 연령은 66세였다. 집중 치료가 필요하지 않은 환자들의 평균 연령은 51세였다. 전체 연구 참가자의 남녀 비율은 54:46으로 나타났다. 전체 감염자 138명 중 4.3%가 사망했다.

의사들은 이 환자들로부터 코로나 바이러스가 종종 조직적인 바이러스 감염과 폐렴을 동반한다는 것을 알게 되었다. 이로 인해 강한 염증 반응이 일어나며 신체의 많은 부분에 영향을 미쳤다.

- 혈액 응고 시스템
- 신장
- 간
- 심장
- 폐

독감을 포함한 심각한 바이러스 감염은 급성 질환의 모든 증상이 사라진 후에도 약 30일 동안 염증 반응을 증가시킬 수 있음을을 보여 주는 다른 연구들이 있다. 이 기간 동안 노인들은 뇌졸중과 심장 마비의 위험에 더 많이 노출될 수 있다.

3차 연구

『내셔널 지오그래픽 *National Geographic*』은 사스와 메르스에 걸렸던 환자와 코로나19 환자들을 비교한 연구를 발표했다. 연구 결과에서는 코로나19가 일부 환자들에게 얼마나 끔찍할 수 있는지를 지적하였다.

- 폐는 바이러스 복제, 과민 반응, 폐 파괴의 세 단계를 거치게 된다. 두 번째 단계인 과민 반응은 바이러스가 섬모 세포를 죽였을 때 시작된다. 2월 중순 기준, 코로나19 환자의 82%가 폐 파괴 단계까지 가지 않았다. 사망에 이르지 않고 폐 파괴 단계에 도달한 환자들은 폐 모양이 〈벌집〉처럼 변하는 영구적인 폐 손상을 안고 살아야 한다.

- 몇몇 사례에서 구토, 메스꺼움, 설사 등의 증상이 관찰되기도 했는데 이는 바이러스가 폐에서 나오는 출구로 위를 사용하고 있는 것으로 여겨진다.

- 코로나19로 인해 사이토카인 *cytokine* 폭풍이 발현될 가능성이 있는데, 말 그대로 혈관이 순환 시스템 안에서 〈피를 철철 흘리게〉 되는 것으로 여러 장기 문제를 일으킬 수 있다.

- 심각한 경우이지만 간 기능 상실이 일부 코로나19 사례에서 입증되었다.

- 신장의 손상은 심각한 질병을 앓은 환자들의 주요 관심

사다. 인간에게 해를 가하는 대부분의 코로나 바이러스 질병은 치명적인 신장과 간 손상을 일으킬 수 있다.

■ 모체-신생아 전염은 중국에서 보고된 사례로, 태어난 지 30시간 된 신생아가 바이러스에 감염되어 큰 화제가 되었다. 그러나, 추가적인 연구에 따르면 신생아가 모체에서 직접 감염되었을 가능성은 낮다. 사스나 메르스 또한 모체-신생아 전염으로 알려진 사례는 없다.

업데이트(2020년 2월 20일)

중국 과학자들은 향후 남성 생식 능력과 코로나19와 연관성이 있을 것이라고 보고했다. 아직 임상적으로 입증되지는 않았지만 『뉴스위크*Newsweek*』는 연구 팀의 말을 인용해 〈임상의들은 입원 및 이후 후속 치료 중에 남성 환자들의 고환 병변 위험성에 주목해야 한다〉며 〈특히 젊은 환자의 생식 능력에 대한 진단과 적절한 치료가 필요하다〉라고 전했다.

업데이트(2월 27일)

『사우스 차이나 모닝 포스트*South China Morning Post*』의 보도에 따르면, 중국 난카이 대학교의 연구진은 코로나19가 사스와 유전적 구조가 약 80%나 같지만, 세포에 달라붙는 능

력은 사스의 1천 배를 능가할 수 있다는 의견을 제시했다.

또 미국 UW 의과 대학의 연구진은 코로나19의 스파이크 단백질에 대한 연구 결과를 발표했는데, 〈스파이크 단백질의 소단위 사이에서 퓨린 분절 지점 *furin cleavage site*을 발견했다〉라고 했다.*

---

* 퓨린 분절 지점이 존재하는 것은 다른 바이러스에 비해 폐로의 침투를 더 쉽게 만들어 준다. ─ 감수자주

반려동물은 바이러스로부터 안전한가?

　세계보건기구와 다른 공식 기관들은 코로나19 발병 이후 고양이나 개와 같은 실내 반려동물은 코로나19에 걸리거나 전염될 위험이 거의 없다고 거듭 밝혔다. 그럼에도 불구하고 소문은 걷잡을 수 없이 퍼졌고, 일부 사람들은 반려동물을 밖에 버려 비난을 받았다.

　중국의 과학자인 리란주안Li Lanjuan은 코로나19는 다른 두 종의 포유류들 사이의 전염이 가능하다고 발표해 논란을 가중시켰다. 그녀는 사람들에게 반려동물을 잘 살펴야 한다고 주장했다.

　『차이나 데일리China Daily』에서 리는 〈만약 당신의 반려동물이 밖에 나가 감염자와 접촉했다면 감염될 가능성이 있다. 그 즉시 반려동물은 격리되어야 한다. 사람 외의 다른 포유류, 특히 반려동물과의 접촉도 주의해야 한다〉라고 했다.

세계보건기구는 반려동물을 통한 바이러스 전염을 주의하라거나 반려동물 감염 시 취해야 할 지침을 제공하지는 않았지만, 다음과 같은 사실에는 동의했다. 〈우한 화난 수산물 도매 시장에 살았던 가능성이 조금이라도 있는 동물(길 고양이와 개, 설치류, 새, 박쥐 등)과의 접촉은 엄격히 피해야 한다.〉

세계보건기구 관계자들은 또한 덜 익힌 고기나 날고기 제품을 먹지 말라고 권고했다. 생우유, 생고기 또는 조리되지 않은 내장은 〈식품 안전 기준을 준수하고, 조리되지 않은 식품 간의 교차 오염에 주의하여 취급할 필요가 있다〉라고 조언했다.

고양이들을 안전하게 지키기 위해서 코로나19가 완전히 사라질 때까지 고양이를 집 안에 두어야 한다. 개는 목줄을 매고 타인 및 다른 동물들과의 접촉을 멀리한다면 밖에서도 괜찮을 것이다.

개를 위한 동물용 마스크도 있다. 소형견을 위해 만들어진 마스크를 착용할 수 있을지 모르겠지만, 현재로서 고양이들을 위한 전용 마스크는 없다. 이런 마스크라도 사는 것이 맞는지, 마스크가 실제로 도움이 되는지도 아직은 알 수 없다. 정보 수집 목적으로 개 마스크를 찾고 있다면, 아마존에서 쉽게 찾을 수 있다.

업데이트(2020년 2월 28일)

홍콩에서는 개가 코로나19 검사에 약한 양성 반응을 보인 사례가 보고되었다. 이 사례로 반려동물이 바이러스에 감염될 수 있는지 여부에 대한 문제가 더욱 혼선을 빚었다. 『타임』지에 의하면 개의 주인이 코로나19 감염자였다고 한다.

홍콩의 과학자들은 이 개가 정말로 감염된 것인지, 주변 환경의 코로나 바이러스가 개의 코와 입에 영향을 미쳤는지 아직 판단하지 못했다. 이 개는 현재 격리 중이며, 코로나19 재검사 결과를 기다리고 있다고 한다. 홍콩 농무부는 모든 코로나19 확진자의 반려동물을 격리해야 한다고 강력히 권고했다.

팬데믹이란 무엇인가?

    2020년 2월 2일 『뉴욕 타임스』는 미국 국립 알레르기 및 감염병 연구소장의 말을 인용해 코로나19가 〈거의 확실히〉 팬데믹이 될 것이라고 보도했다.

    〈팬데믹*pandemic*〉이라는 단어를 접하면 대부분의 사람들은 매우 불길한 느낌을 받는다. 당연한 반응이지만, 이 용어를 올바른 시각으로 볼 수 있는 것이 중요하다.

    팬데믹은 세계적 대유행 또는 범유행을 의미하며 적어도 두 개 이상의 대륙에서 동시에 유행하는 감염병을 일컫는다. 어떤 공동체(도시, 주, 국가 또는 대륙) 내에서 특정 질병으로 확진자 수가 예기치 않게 급증할 때에는 〈감염병 유행*epidemic*〉이라는 용어를 쓴다. 일부 사람들은(때로는 역사 자료에서도) 〈감염병 유행〉과 〈팬데믹〉이라는 용어를 혼용하곤 한다. 엄밀히 말하면 감염병 유행은 한 대륙 내에서 일어나는 것이다.

감염병 유행의 예

- 2015년 인도 신종 인플루엔자A (2,035명 사망)

- 2013~2016년 서아프리카 에볼라(약 11,300명 사망)

- 1910~1912년 중국 가래톳페스트(약 40,000명 사망)

- 1772년 페르시아 페스트(약 200만 명 사망)

- 1707~1709년 아이슬란드 천연두(전체 인구의 36%인 약 18,000명 사망)

팬데믹의 예

- 1331~1353년 유럽, 아시아 및 북아프리카 흑사병(전체 인구의 30~60%인 약 7,500만~2억 명 사망)

- 1889~1890년 전 세계 독감(약 100만 명 사망)

- 1918~1920년 전 세계 스페인 독감(최대 1억 명 사망 추정)

- 1960년~현재 전 세계 에이즈(약 3,000만 명 사망)

- 2009년 전 세계 독감(약 203,000명 사망)

보다시피, 감염병 유행이나 팬데믹으로 사망한 사람들의 구체적인 숫자는 밝혀지지 않았다. 사망자 수가 10명에서 그친 2007년 이라크 콜레라처럼 통계적으로 흔치 않은 사례가 아니라면 말이다.

코로나19는 다른 코로나 바이러스와
어떻게 다른가?

지금까지 코로나19는 사스와 메르스를 합친 것보다 훨씬 전염성이 강한 것으로 입증됐다. 인간에게 영향을 미치는 것으로 알려진 이전의 두 개의 코로나 바이러스는 전 세계적으로 약 10,600건의 감염 사례가 있었다. 2020년 3월 12일 기준, 코로나19의 감염 사례는 확인된 것만 12만 건이 넘는다.

사스의 경우 8,100여 건이 확인되기까지 9개월이 걸렸다. 메르스는 2012년부터 아직도 전파되고 있지만 지금까지 감염자는 2,500여 명에 불과하다. 한편 코로나19는 불과 8주 만에 82,000여 명을 감염시켰다.

앞서 언급했듯이 치사율은 사스와 메르스가 훨씬 높았다. 그러나 사스와 메르스는 감염자 수가 훨씬 적었다. 코로나19는 다른 코로나 바이러스 감염으로는 기록하지 못한 사망자 수를 낼 수 있는 가능성이 있다. 다행인 것은 코로나19의 치사율이 1.6~3.4% 정도이고, 이 비율은 환자 수가 증가함에 따라 점점 낮아지고 있다는 것이다.

업데이트(2020년 2월 25일)

중국 이외의 지역에서 발생한 사망자 비율은 1.6%로 추산된다. 중국 내에서의 치사율은 3.4%로 높아졌고 이에 따라 세계 치사율은 3.3%로 높아졌다.

확진자 수와 사망자 수

매일 하루에도 여러 번, 코로나19 확진자 수와 사망자 수가 변화하고 있다. 다음의 정보는 2020년 3월 23일 오전 9시(중앙 유럽 표준시)를 기준으로 하였다.[*]

이 통계에는 102개 국가 및 영토, 317,796명(14,278명 사망)이 포함되었다. 앞서 언급했듯이 홍콩, 대만, 마카오는 중국 본토와 분리하여 집계했다.

---

[*] 원서는 3월 13일까지 업데이트되어 있지만, 한국어판에서는 3월 23일 세계보건기구 발표 자료를 넣고 한국 내 지역별 확진자 현황을 추가했다. — 옮긴이주

전 세계 확진자 현황

(출처: 세계보건기구, 2020년 3월 23일 9시 기준)

아시아

국가 및 영토	확진자 수	사망자 수	국가 및 영토	확진자 수	사망자 수
중국	81,093	3,270	브루나이	84	
한국	8,961	111	스리랑카	72	
말레이시아	1,183	3	카자흐스탄	56	
일본	1,089	41	캄보디아	53	
파키스탄	646	3	아프가니스탄	34	
싱가포르	455	2	우즈베키스탄	33	
인도네시아	450	38	방글라데시	24	2
태국	411	1	마카오	22	
홍콩	317	4	키르기스스탄	14	
필리핀	307	19	몰디브	13	
러시아	306		몽골	10	
인도	283	4	부탄	2	
대만	169	2	네팔	1	
베트남	94		동티모르	1	

중동

국가 및 영토	확진자 수	사망자 수	국가 및 영토	확진자 수	사망자 수
이란	21,638	1,685	쿠웨이트	188	
이스라엘	883	1	아랍에미리트	153	2
사우디아라비아	511		모로코	109	3
카타르	481		요르단	99	1
바레인	334	2	알제리	94	15
이집트	294	10	튀니지	75	3
레바논	248	4	오만	55	
이라크	233	20			

미주

국가 및 영토	확진자 수	사망자 수	국가 및 영토	확진자 수	사망자 수
미국	13,159	176	파나마	109	1
캐나다	690	9	콜롬비아	108	
브라질	428	4	아르헨티나	97	2
칠레	342		우루과이	79	
에콰도르	168	3	코스타리카	69	1
페루	155		베네수엘라	36	
멕시코	118	1	도미니카 공화국	34	2

볼리비아	15		바하마	3	
자메이카	15		바베이도스	2	
온두라스	12		세인트루시아	2	
쿠바	11	1	세인트빈센트 그레나딘	1	
파라과이	11		수리남	1	
과테말라	7	1	앤티가 바부다	1	
트리니다드 토바고	7		엘살바도르	1	
가이아나	5	1			

유럽

국가 및 영토	확진자 수	사망자 수	국가 및 영토	확진자 수	사망자 수
이탈리아	41,035	3,405	노르웨이	1,423	3
스페인	17,147	767	스웨덴	1,279	10
독일	15,320	44	덴마크	1,132	4
프랑스	10,995	327	포르투갈	642	2
스위스	3,438	33	체코	522	
영국	3,269	144	그리스	418	5
네덜란드	2,051	58	핀란드	359	
오스트리아	1,646	4	아일랜드	292	2
벨기에	1,486	14	폴란드	287	5

슬로베니아	286	1	키프로스	58	
루마니아	260		몰타	53	
에스토니아	258		북마케도니아	48	
아이슬란드	250		벨라루스	46	
룩셈부르크	210	2	안도라	39	
터키	191	1	조지아	38	
산마리노	109	14	몰도바	36	
슬로바키아	105		보스니아 헤르체고비나	36	
세르비아	96		아제르바이잔	34	
불가리아	94	3	리투아니아	26	
라트비아	86		리히텐슈타인	25	
아르메니아	84		우크라이나	21	2
크로아티아	81		몬테네그로	10	
헝가리	73	1	모나코	9	
알바니아	70	1			

오세아니아

국가 및 영토	확진자 수	사망자 수	국가 및 영토	확진자 수	사망자 수
호주	510	6	뉴질랜드	20	

아프리카

국가 및 영토	확진자 수	사망자 수	국가 및 영토	확진자 수	사망자 수
남아프리카 공화국	116		콩고	3	
모로코	61	2	탄자니아	3	
세네갈	36		수단	2	1
부르키나파소	26	1	나미비아	2	
DR 콩고	14		라이베리아	2	
르완다	11		잠비아	2	
카메룬	10		중앙아프리카 공화국	2	
나이지리아	8		감비아	1	
가나	7		기니	1	
케냐	7		모리타니아	1	
세이셸	6		베냉	1	
에티오피아	6		소말리아	1	
코트디부아르	6		에스와티니	1	
가봉	3		지부티	1	
모리셔스	3		토고	1	
적도 기니	3				

기타

국가 및 영토	확진자 수	사망자 수	국가 및 영토	확진자 수	사망자 수
다이아몬드 프린세스호	712	7	생마르탱	4	
페로 제도	58		마요트	3	
팔레스타인	47		미국령 버진아일랜드	3	
과들루프	33		생바르텔레미	3	
마르티니크	24		퀴라소	3	
프랑스령 레위니옹	12		프랑스령 폴리네시아	3	
프랑스령 기아나	11		버뮤다	2	
지브롤터	10		케이맨 제도	1	1
푸에르토리코	6		건지섬	1	
괌	5		바티칸	1	
저지섬	5		신트마르틴	1	
아루바	5		몬세라트	1	

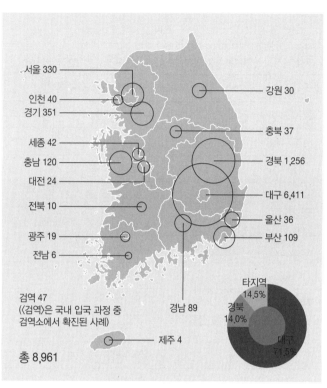

서울 330
인천 40
경기 351
세종 42
충남 120
대전 24
전북 10
광주 19
전남 6
강원 30
충북 37
경북 1,256
대구 6,411
울산 36
부산 109
경남 89
검역 47
⟨검역⟩은 국내 입국 과정 중
검역소에서 확진된 사례)
제주 4
총 8,961

타지역
14.5%
경북
14.0%
대구
71.5%

한국 내 지역별 확진자 현황

(출처: 중앙재난안전대책본부, 2020년 3월 23일 0시 기준)

제2장

소문과 진실 그리고 세부 정보

떠도는 소문에 대한 진실은 무엇일까?

바이러스 발생과 같은 상황은 사람들에게서 가장 훌륭한 면과 가장 추악한 면을 끄집어낸다. 소셜 네트워크 서비스(SNS)에는 많은 소문과 괴담이 빠르게 퍼지고 있다. 지금 떠도는 소문에 대한 진실을 알아 보자.

가장 많이 떠돌고 있는 음모론

코로나19는 실험실에서 개발된 바이러스이며, 의도적으로 유출되었다.

➡ 현재 이 소문의 어떤 부분도 사실로 입증할 만한 근거는 없다. 전 세계의 과학자들은 코로나19의 근원을 계속 조사하고 있으며, 근원에 대해 밝혀지는 사실이 있다면 즉시 새로운 소식을 발표할 것이다.

중국 정부는 총 확진자 수와 사망자 수에 대해 거짓말을 하고 있다. 사실은 이미 확진자 수가 9~10만 명을 넘겼다.

➡ 우리는 실제 확진자, 사망자 수를 알지 못한다. 중국 정부는 다른 코로나 바이러스 사태 때도 사례를 축소·은폐한 전력이 있고, 우한시의 간호사와 의사들은 실제로 훨씬 많은 사례가 있을 것이라고 보고 있다.

예를 들어 『뉴욕 포스트*New York Post*』는 2020년 1월 26일, 우한시의 간호사라는 한 여성의 바이럴 영상을 공유했다. 그러면서 정체를 밝힐 수 없는 내부 고발자인 이 여성이 〈9만 명의 중국인들이 코로나19에 감염되었다〉고 말했다고 보도했다. 그러나 이 동영상의 진실 여부를 확인할 방법은 없으며, 따라서 이 음모론은 증명할 수 없다.

코로나 바이러스는 생화학전을 위한 연구의 결과다.

➡ 코로나19가 어느 나라나 집단에 의해 생화학전의 수단으로 만들어지거나 전개되었다는 소문을 뒷받침할 증거는 현재 없다.

코로나19의 백신은 수년 전에 특허를 얻었다.

➡ 전 세계 제약 회사들이 먼저 백신을 만들기 위해 분초를

다투고 있지만, 적어도 9~12개월은 더 있어야 임상 시험이 진행될 것으로 예상된다. 기존 백신이나 기존 특허가 코로나19에도 효과가 있는지에 대한 검증 가능한 증거는 없다.

중국은 대량으로 무덤을 만들고 있다.

➡ 대규모 묘지라고 알려졌던 그 지역은 사실 응급 병원 건설 구역이었다. 공사가 진행되면서 이 소문은 즉시 사라졌다.

중국 일부 도시의 당국자들은 주택에 줄을 치거나 밖에서 잠그고 사람들을 그들의 아파트에서 나오지 못하도록 명령했다.

➡ 강제 격리 기간 동안 자택에 갇혀 있는 사람들을 보여 주는 여러 개의 비디오와 사진들이 떠돌았지만 그것들이 사실인지, 부분적으로는 사실인지, 아니면 완전히 조작된 것인지 현재로서는 알 수 없다.

확실한 것은 이러한 사진과 비디오를 공유하는 이들이 중국에 있는 사람들이라는 것이다. 소셜 네트워크 서비스 사용자들은 이러한 비디오와 사진을 더 많은 사람들에게 퍼뜨리고 있다.

리졸 캔은 코로나19가 계획되었다는 것을 증명한다.

➡ 소독제인 리졸 캔에는 〈이 스프레이는 인간을 공격하는 코로나 바이러스에 효과가 있다〉라고 쓰여 있다. 하지만 코로나19와는 아무 관련이 없는 말이다. 일반적인 감기를 유발하는, 이전에 밝혀진 다른 코로나 바이러스에 해당하는 문구이다.

중국 정부가 코로나19 확진자 2만 명에 대한 사형 집행을 최고인민법원에 요청했다.

➡ 이 소문은 거짓 루머를 주로 퍼뜨리는 웹사이트에서 유포되었다. 이 사이트는 이전에 팻 슈머Pat Shurmur나 영국의 앤드루 공작Prince Andrew이 죽었다는 허황된 소문을 퍼뜨리기도 했다.

코로나19의 확산 경로에 관한 소문

쌀, 에너지 드링크, 포춘 쿠키, 라면, 복숭아 아이스티, 양파맛 과자, 와규 쇠고기, 야쿠르트 등의 일부 아시아 음식에서 코로나 바이러스가 발견되었다.

➡ 주장을 뒷받침할 증거가 전혀 없다.

코로나Corona 맥주를 마시면 바이러스에 감염될 수 있다.

➡ 코로나 바이러스와 코로나 맥주는 전혀 연관성이 없다. 확진자와 병이나 잔을 나눠 마시지 않는 한 바이러스에 감염될 이유가 없고, 설령 나눠 마셔서 감염되었다 하더라도 맥주 자체가 감염원은 아니다.

중국에서 온 물건은 어떤 포장이든 안전하지 않다.

➡ 과학자들은 아직도 코로나19 바이러스가 얼마나 오랫동안 표면에서 생존할 수 있는지 연구하고 있다. 지금까지 알려진 다른 코로나 바이러스의 수명은 두어 시간에서 하루이틀 정도이다. 중국에서 미국으로의 평균 배송 시간은 3~5일인데, 그 사이 바이러스는 사라질 것이다. 그래도 걱정된다면 상자를 만진 후에는 포장을 빨리 버리고 손을 씻으면 되겠다.

코로나19는 방귀에 의해 퍼질 수 있다.

➡ 이 악성 루머는 중국의 한 타블로이드 매체가 가짜 비디오를 공유하면서 시작되었다. 바이러스가 방귀에 의해 퍼졌다는 증거가 없을 뿐만 아니라, 해당 영상도 2016년에 만들어진 것이며 어떤 코로나 바이러스와도 관련이 없다.

바이러스의 심각성에 대한 소문

코로나19는 감기 바이러스일 뿐이고 미국에서는 문제가 되지 않으며, 미국 독감에 대해 더 걱정해야 한다.

➡ 코로나19는 단순한 감기가 아니다. 엄밀히 말하면, 전혀 감기가 아니다. 현재로선 미국 내의 감염 위험이 낮은 것으로 보이지만 상황은 언제든 변할 수 있다. 독감은 매년 매우 우려되는 질병이지만, 백신이 있다. 코로나19는 현재 어떤 백신이나 치료제도 없다.

코로나19는 지병이 있는 사람들과 노인들만 죽인다.

➡ 물론 코로나19의 사망자 대부분이 노인이거나 이미 건강 문제가 있는 사람들이었지만, 건강하고 젊은 사람들의 사망 사례도 종종 있었다. 이란의 사망자는 23세의 젊고 건강한 여성 운동 선수였다.

높은 온도에서는 바이러스가 생존할 수 없다.

➡ 이 소문은 사스의 온도 연구에 대한 오해에서 비롯된 것으로 보인다. 따뜻한 온도일 경우 사스 바이러스가 숙주 밖에서 오래 살지 못했다는 것은 사실이지만, 바이러스의 생존 및 전파 가능성은 여전히 없어지지 않는다.

모든 종류의 바이러스가 따뜻한 온도에서 덜 나타나는 이유는 날씨가 좋을 때 사람들은 밀폐된 좁은 공간에서 많은 시간을 보내지 않기 때문이다. 흥미롭게도 사스 바이러스는 추운 온도의 스테인리스 스틸 표면에서 최대 28일 동안 생존할 수 있었다. 적절한 위생과 정기적인 청소의 중요성을 알 수 있는 대목이다.

치료법에 대한 소문

치킨 수프는 코로나19의 치료를 돕는다.

➡ 우한시의 의사 장진눙Zhang Jinnong은 치킨 수프를 자주 마셔서 땀을 흘리는 것이 〈바이러스 퇴치에 좋다〉고 주장했다. 의사 자신의 경험에서 나온 이 주장은 의학적 근거가 없다. 치킨 수프로 바이러스를 치료하려는 사람은 이 방법은 수분과 영양 섭취 외에는 다른 효과가 없다는 것을 명심해야 한다.

따뜻한 소금물을 하루에 두 번 콧구멍과 목구멍에 넣으면 바이러스를 죽일 수 있다.

➡ 중국의 한 조류학자가 이 방법이 도움이 된다고 주장했지만, 세계보건기구는 소금물 세척이 코로나19 치료에 도움

이 된다는 근거는 전혀 없다고 말했다.

　소의 소변과 배설물을 섭취하면 코로나 바이러스가 치료된다. 혹
은 소 배설물을 몸에 문지르면 코로나 바이러스를 치료할 수 있다.

　➡ 코로나 치료나 예방은커녕 추가적인 감염과 합병증을
초래할 수 있다. 대장균은 보통 소 배설물을 통해 퍼진다.

　표백제, 특히 미라클 미네랄 솔루션을 마시면 코로나 바이러스를
치료할 수 있다.

　➡ 이는 QAnon*을 통해 퍼진 소문이다. 표백제 또는 미라
클 미네랄 솔루션을 섭취하는 행위는 매우 위험하며, 심지어
사망할 수도 있다.

　오레가노 오일은 코로나 바이러스에 대한 효과적인 치료법으로
사용될 수 있다.

　➡ 10년 전에 퍼진 미신으로, 이번 코로나19와는 무관하다.
아직 코로나 바이러스에 대한 효과적인 치료제는 없으며 오
레가노 오일의 효과 역시 전혀 증명되지 않았다.

　* 미국의 웹사이트 포챈(4chan) 익명 게시판에서 시작된 극우 음모론 및 그
신봉자 집단을 뜻한다. — 옮긴이주

콜로이드 은은 바이러스를 죽인다.

➡ 과학적 근거가 없다.

전문가들은 왜 중국의 통계가
축소·은폐되었다고 생각하나?

전 세계의 많은 감염병 학자들은 중국의 공식 확진자 수와 사망자 수 통계가 정확하지 않을 것이라는 우려를 표명했는데, 이는 아래와 같은 몇 가지 이유에서 비롯되었다.

첫 번째는 우선 중국이 감염자를 선별할 수 있는 충분한 양의 진단 키트를 가지고 있지 않다는 사실이다. 1월 27일 『사이언티픽 아메리칸*Scientific American*』에서 영국 임페리얼 칼리지 런던의 감염병 전문가인 닐 퍼거슨Neil Ferguson은 실제 감염자 수는 최소 3만 명, 최대 20만 명에 이를 수 있다고 지적했다.

퍼거슨 혼자만 이런 주장을 한 것이 아니다. 같은 날인 1월 27일, 홍콩의 한 전문가는 적어도 44,000명의 중국인들이 감염되었을 것이라고 말했다. 전날 발표된 랭커스터 대학교 질병 예측 모델은 2월 초까지 중국에서 15만 명의 확진자가 나올 가능성이 있다고 예측했다.

이러한 과학적 모델링 예측과 진단 키트의 부족, 그리고 정부 차원의 은폐(뒤에 다루고 있다)가 합쳐진다면 중국 통계를 의심하는 전문가들이 왜 그렇게 많은지 이해할 수 있다.

초기 은폐설

1월 29일, 『뉴욕 타임스』는 중국 초기 은폐설을 보도했다. 중국에서 첫 증상 환자가 나타난 것은 2019년 12월 1일이다. 환자가 늘면서 정부는 질병에 대한 대책 마련을 하는 대신, 위험성을 경고하려는 자들에 대한 대책 마련에 나섰다.

12월, 목소리를 내려는 의사들이 정부와 공안으로부터 징계를 받았다. 심지어 한 의사는 〈사스로 추정되는 바이러스의 발발을 공개한 것은 잘못된 판단이었다〉라고 쓰인 성명서에 서명을 하도록 강요당했다.

우한 시장은 중국 정부가 공식적으로 1월 23일 우한시를 봉쇄하기 직전까지 바이러스에 대한 어떠한 정보도 공개할 수 없었다.

코로나19에 대해 처음으로 목소리를 낸 것으로 알려진 중국 의사 리원량Li Wenliang은 2020년 2월 7일 코로나 바이러스로 사망했다. 격분한 시민들은 정의를 요구했다. 중국 정부는 이런 여론의 압박에 못 이겨 이례적으로 빠르게 리의 사망에 대한 조사를 진행하겠다고 발표했다. 일부 시민들은 정부가 금지했음에도 불구하고 초기에 바이러스를 막기 위해 노력한 리가 일했던 병원 앞에 헌화하는 장면을 공유하고 있다.

진실을 은폐하려는 시도

불행히도 중국 당국은 이전에도 국가적인 의료 문제를 숨기고 정확한 수치를 밝히지 않았다. 2018년, 엄청난 돼지 독감으로 전 세계 돼지의 4분의 1을 차지했던 중국 돼지의 40%가 폐기되었다. 정부의 정보 억제, 소통 부재는 이 사태에 상당 부분 책임이 있고, 더불어 관료들의 결정이 당시 중국 돼지 농가에 심각한 영향을 끼쳤다.

더 심각한 것은 2002년 중국 정부가 사스 사태를 은폐하려는 시도였다. 신문에 사스에 대한 어떤 것도 싣지 못하게 하는 금지령이 내려졌다. 그 결과, 중국 전역의 의사들은 그들이 진찰하고 있는 환자들 중 일부가 치명적인 병을 앓고 있다는 사실을 전혀 알지 못했다. 사스는 중국 전역으로 확산되었고, 결국 25개국으로 확산되었다. 사스가 종식된 이후에도 중국 당국은 세계보건기구에 통계 수치를 축소 보고했다.

난관에 봉착한 중국 의학 전문가들

중국이 보고하고 있는 수치가 정확한지 여부와 상관없이, 우한시에 있는 어느 병원이든 잠시 들여다보면, 의사와 간호사들이 끔찍한 고통을 겪고 있다는 사실을 알 수 있다. 그들 중 일부는 이미 바이러스에 감염되었고, 그렇지 않은 사람들은 종종 24시간 교대 근무를 하며, 근무가 끝난 후에도 병원 바닥에서 쪽잠을 잔다.

『사우스 차이나 모닝 포스트』는 2주 동안 집에 가지 못한 우한시 병원 의사를 인터뷰했다. 심지어 그가 새벽 근무를 하는 중에도 150명의 환자들이 진료를 받기 위해 줄을 서 있었다. 익명을 요구한 이 의사는 일부 환자들의 불안감이 심각한 수준이라고 이야기했다.

「1월 초부터 병원이 계속 최대 수용 한도까지 환자를 받고 있지만 환자들의 불안감이 고조되고 있어요. 이미 병상이 부족해요. 하지만 우리가 할 수 있는 게 있나요? 모든 환자들은 불안합니다. 일부는 병원 밖 추위 속에서 몇 시간을 절박한 심정으로 기다리고 있어요. 줄 서서 기다리는 어떤 환자는 너무 오래 기다려서 의료진을 죽이고 싶다고 말하더군요. 걱정이 됩니다. 의료진 몇 명을 죽인다고 줄이 줄어들진 않잖아요. 안 그런가요?」

2020년 1월 29일, 우한 제4병원 의사 한 명이 분노한 환자의 가족에게 구타를 당해 보호복이 찢어지는 사건이 있었다. 이 사건은 감염 지역에서 일어났으며 해당 의사는 이로 인해 감염되었을 가능성이 매우 높은 상태다.

　우한 통지 병원에서 일하는 또 다른 의사는 의료 장비가 부족해 지침대로 자주 보호 장비를 바꿀 수 없다고 말했다. 그는 또한 업무 강도가 높아 〈성인용 기저귀를 차고, 근무 시간에는 물을 적게 마셔 화장실에 갈 시간도 줄이고 있다〉고 덧붙였다. 이런 일은 동료들 사이에서 흔히 있는 일이라고 했다.

　중국에서 유명하고 존경받는 시민 기자 천추시Chen Qiushi는 유튜브에 우한 병원의 현황에 대한 동영상을 올렸다.

　「벤치에 누워 있는 환자도 있었고, 복도에도, 화장실 문 앞에도 여분의 침대가 놓여 있었습니다. 60~70%의 사람들이 산소마스크를 쓰고 있었어요. 몇몇은 벤치에 누워 링거를 맞고 있었고, 그나마 나은 상태의 사람들은 주차장에 차를 대고 근처에서 링거를 맞고 있습니다. 차가 없는 사람들은 이렇게 추운 날씨에도 병원 야외 계단에 앉아 링거를 맞고 있습니다.」

　천은 또한 도시 전역의 교통수단과 병상이 부족한 것에 대해 우려를 표했다. 「교통수단이 없으면 어떻게 병원에 가나요? 병원에 도착해도 받아 주지 않아요. 진단조차 받을 수 없는데 병원에 갈 이유가 있나요?」

천의 어머니는 2020년 2월 6일 그를 실종자로 신고했다. 정부가 그의 실종에 관여했다는 추측과 의심이 몇몇 소셜 미디어에 게재되었다. 3월 12일 현재 천은 여전히 행방불명 상태고, 그의 가족은 정부로부터 그가 〈격리되었다〉는 말을 들었다고 했다. 더 자세한 내용은 알려지지 않았지만, 세계 언론은 내막을 취재 중이다.

2월 13일, 두 번째 시민 기자가 실종되었다. 팡빈Fang Bin은 중국 시민들에게 정부의 〈독재〉와 〈억압〉에 대항하여 일어나라고 격려하는 동영상을 올려 유명세를 탔다. 발병 당시 우한의 한 병원 영상도 게재했다. 공안은 그를 한 차례 구금하고 2월 초 그의 영상 장비를 압수했다. 이후에도 그는 2월 9일까지 계속해서 영상을 올렸다.

천과 팡을 대신해 미국 정부의 개입을 요청하는 탄원서가 위 더 피플We the People*에 게시되었다. 3월 9일까지 10만 명 이상이 서명했는데, 이는 백악관이 60일 이내에 청원에 대

---

* 백악관에서 제공하는 웹사이트로, 정책에 대한 탄원을 올리는 곳이다. — 옮긴이주

해 답변해야 한다는 것을 의미한다.

정부와 국민을 분리하는 것

중국 정부는 자국민에게 거짓말을 한 전력이 있다는 점을 유념해야 한다. 특히 이로 인해 사스 사태 때 끔찍한 참사와 불필요한 죽음이 발생했다. 2019년 12월 31일, 중국 정부는 세계보건기구에 코로나 바이러스에 대한 첫 정보를 공개하면서도 여전히 자국민들에게는 이 사실을 알리지 않았다. 또한 3주 동안 바이러스 발생 지역에 대한 확인도 하지 않았다.

중국 외 다른 나라 사람들은 중국 시민들이 코로나19에 책임이 없다는 사실을 기억해야 한다. 봉쇄가 시작되기 전에 우한 지역을 떠난 5백만 명의 사람들 또한 상황이 실제로 얼마나 심각한지 모르고 있었을 것이다. 이러한 정보 억제와 정부의 불투명성은 많은 중국인들을 분노하게 했다. 하지만 그들은 민주주의 사회에서 살고 있지 않고 온라인 정보 또한 쉽게 접하지 못한다.

비극적이게도, 중국에서 태어나지도 않았고 심지어 중국에 가본 적도 없는 중국인을 포함해 모든 중국인에 대한 혐오가 세계적으로 퍼지기 시작했다. 이것은 코로나19의 확산 문제를 해결하거나 막는 데 아무런 도움이 되지 않는다. 모두와

마찬가지로 병에 걸리지 않고 건강하기를 원하는 사람들에
게 상처를 줄 뿐이다.

국제적 공중 보건 비상사태란 무엇인가?

세계보건기구는 2020년 1월 30일 역사상 6번째로 국제적 공중 보건 비상사태를 선포했다.

세계보건기구는 투표를 통해 현 상황이 〈국제적인 질병 확산을 통해 공중 보건 위기가 발생할 수 있으며, 국제 공조가 필요한 특수한 상황〉임에 합의했다.

세계보건기구는 1948년에 설립되었지만 2009년까지 국제적 공중 보건 비상사태를 선포한 적이 없었다. 국제적 공중 보건 비상사태를 요구할 정도로 심각하다고 여겨졌던 나머지 5건의 사례는 다음과 같다.

- 2009년 신종 인플루엔자A(전 세계 인구의 11~21%가 영향을 받고 151,000~579,000명 사망 추정)

- 2014년 소아마비(359명의 새로운 소아마비 환자가 카메

룬, 파키스탄, 시리아 등지에서 진단됨)

- 2014년 에볼라(서아프리카에서 약 28,630명 감염, 11,315명 사망)

- 2016년 지카바이러스감염증(추정에 따르면 전 세계 감염자는 497,000명에서 148만 명 사이일 가능성이 있으며 사망자 수는 아직 알려지지 않았음)

- 2018년 에볼라*(콩고에서 계속 진행 중이며 3,300명 이상 감염, 약 2,200명 사망)

---

* 그러나 세계보건기구는 2019년이 되어서야 국제적 공중 보건 비상사태를 선포했다. — 원주

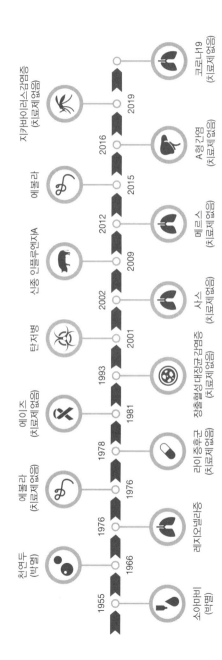

세계 주요 감염병 발병 타임라인

천연두 (박멸)
1955

에볼라 (치료제 없음)
1966

에이즈 (치료제 없음)
1976

탄저병
1976

신종 인플루엔자A
1978

에볼라
1981

지카바이러스감염증 (치료제 없음)
1993
2001
2002
2009
2012
2015
2016
2019

소아마비 (박멸)

레지오넬라증

라이증후군 (치료제 없음)

장출혈성대장균감염증 (치료제 없음)

사스 (치료제 없음)

메르스 (치료제 없음)

A형간염 (치료제 없음)

코로나19 (치료제 없음)

중국에서 바이러스 퇴치에 사용되는 드론

미국에서는 드론이 주로 개인적인 취미나 군사용으로 쓰인다. 가까운 미래에는 아마존이 배달 수단으로 미니 드론을 사용할 수도 있다고 여겨진다. 하지만 중국 정부는 드론을 훨씬 더 진지하고 실용적인 방향으로 사용하고 있는데, 이번 사태에서도 그렇다.

소독약을 실은 드론이 우한시부터 우한시에서 4백 킬로미터 이상 떨어진 도시까지 날아 다니며 도시를 소독했다. 이 방법을 통해 드론 한 대가 1만 6천 제곱미터를 소독할 수 있다. 소독해야 할 지역이 너무 넓어, 중국 당국은 농민들과 공안에 그들의 드론을 이용해 달라고 도움을 요청했다.

한편 우한시에서는 드론이 완전히 다른 목적에 투입되기도 했다. 얼굴 인식 기술을 가진 드론이 마스크를 쓰지 않은 사람들을 가려내는 것이다. 이 드론은 마스크를 쓰지 않은 사람들을 따라다니며 〈집에 머물러라〉, 〈집에 돌아가라, 손 씻는 것을 잊지 말아라〉, 〈마스크을 쓰지 않고 돌아다니면 안 된다〉 등의 말을 했다.

이 메시지들은 예방 수칙을 상기시키기 위한 것이었다. 그러나 이는 정부가 대중에게 창피함을 주는 방식으로 질병 예방책을 강요하는 것으로 보일 수도 있다.

제3장

주요 사건 정리

중국

이 책은 코로나19의 세계적 확산의 근원지인 중국에 대해서 책 전반에 걸쳐 아주 상세하게 다루고 있다. 따라서 이 장에서는 간략한 사건 개요만 짚어 보도록 한다.

2019년 12월, 우한의 의사들은 폐렴 환자의 증가세를 알아채기 시작했다. 하지만 중국 정부는 12월 31일 세계보건기구에 이를 보고하기 전까지 공식적으로 이 사실을 언급하지 않았다. 다음 날, 코로나19의 진원지로 가장 유력한 우한 화난 수산물 도매 시장에서 일하는 몇 명이 증상을 보이기 시작하자 시장은 폐쇄되었다.

2~3일 뒤, 이 정체를 알 수 없는 바이러스에 감염된 사례는 40건 이상으로 늘었다. 사스의 재발일 가능성은 1월 5일을 기점으로 제외되었으며, 세계보건기구는 1월 7일 이 감염 사태를 새로운 코로나 바이러스로 공식화했다. 코로나19의

최초 사망자는 1월 9일 우한에서 발생했지만, 세계보건기구는 1월 11일까지 이 사실을 알지 못했다. 얼마 지나지 않아, 다른 나라(1월 13일 태국, 1월 16일 일본)에서도 사망 소식이 들려오기 시작했다. 최근 우한을 방문했던 사람들이었다.

1월 17일 중국에서 두 번째 사망자가 보고되었다. 세계 각국의 공항에서는 우한에서 오는 여행객들을 검사하기 시작했다. 불과 사흘 뒤 중국 당국은 후베이성 밖에서 발생한 감염 사례를 포함해 총 3명이 숨지고 200여 명이 감염됐다고 발표했다. 이와 함께 중국 의학 전문가들은 사람 간 전염을 확인하였다.

1월 22일, 사망자가 17명, 확진자가 500명에 이르자 마침내 중국 정부는 우한시와 중국 전역에 심각한 문제가 있음을 인정했다. 다음 날까지 우한시는 봉쇄되었지만, 이미 5백만 명의 사람들이 우한시를 떠난 이후였다. 이어서 다른 도시들도 봉쇄되었다. 1월 25일, 베이징에서도 모든 춘절 행사를 취소했다. 그 즈음 후베이성 밖에서도 사망자가 발생했다.

1월 25일까지 중국 내 5천 6백만 명 이상의 사람들이 격리되었다. 다음 날, 56명의 사망자와 함께 감염자 수가 거의 2,000명까지 치솟았다. 미국, 한국, 일본, 태국, 대만 등의 나라에서 감염 사례가 추가로 확인되었다. 1월 26일, 중국의 사망자 수는 거의 두 배로 증가했고 감염자 수는 4,000명을 넘어섰다.

1월 30일, 인도와 필리핀에서도 감염을 확인했고 이와 함께 중국의 사망자 수와 감염자 수는 각각 170명, 7,700명까지 증가했다. 중국의 증가세가 빨라지고 9개 나라에서 격리자가 늘어남에 따라 세계보건기구는 국제적 공중 보건 비상사태를 선포했다. 다음 날 4개국에서 추가로 감염 사례가 나타났고 중국 감염 사례는 총 9,809건이 되었다.

2월 한 달 간 중국에서만 감염 건수가 11,791건(2월 1일)에서 79,000건 이상(2월 29일)으로 늘었다. 같은 기간 동안 사망자 수는 259명에서 2,800명까지 증가했다. 한국, 이탈리아, 이란에 이어 다이아몬드 프린세스호까지 대규모 감염 사례가 잇따랐다.

2월 말까지 중국의 하루 확진자 증가 건수는 수천 건에서 수백 건으로 줄었지만 이미 전 세계적인 피해는 진행되고 있었다. 중국 본토 외에 12개 국가에서 총 100명 이상의 사망자가 발생한 데 이어 최소 1명 이상이 사망한 나라의 수가 60개가 되었고 이들의 확진자 수도 총 8,000명을 넘었다.

유럽, 한국, 미국 등지에서 바이러스가 빠르게 확산되고 있지만 중국의 확진자 수 증가는 3월 첫 2주 동안 눈에 띄게 둔화되었다. 3월 13일 중국 본토의 확진자 수는 80,813명이었으며 이 중 3,176명이 사망하고 64,111명이 회복됐다. 이날 중국의 확진자 증가는 8명, 사망자 증가는 7명이었다.

한국

한국의 1번 확진자는 2020년 1월 20일 확진 진단을 받은 중국인이었다. 1월 23일, 최근 우한에 있었던 한 한국인도 양성 반응을 보였다.

한국 관계자들은 2월 1일, 12번째 감염자를 확인했다. 하루가 지나자 이 숫자는 15명으로 늘어났다. 2월 3~19일 사이에는 감염자 수 증가가 5명에 불과했다. 이들 환자의 대부분은 최근 중국이나 태국을 방문한 사람들이었지만, 그들 중 몇몇은 가족에 의해 감염된 경우였다. 사람 간 감염이 약하다고 알려져 있음에도 불구하고, 한국에서 코로나19는 빠르게 확산되는 것처럼 보였다.

상황이 달라진 것은 2월 20일, 확진자 수가 104명로 급증하면서부터였다. 곧 보건 당국은 대구의 신천지 교인인 31번 확진자를 슈퍼 전파자로 보고 70명의 새로운 확진자가 그 전파자에게서 감염되었다고 발표했다. 같은 날, 한국 정부는 첫 번째 코로나19 사망자 소식을 전했다.

2월 21일, 집단 감염의 진원지로 대구의 신천지 교회와 청도 대남 병원이 확인되었다. 2번째 사망자가 나왔고, 모든 군사 기지가 폐쇄되었다. 한편, 다른 나라의 항공사들은 한국을 드나드는 항공편을 취소하기 시작했다.

2월 22일, 1,200명 이상의 신천지 교회 신도들이 코로나19 증상이 있다고 보고했다. 이미 교인들 중 확진자 수는 169명이었고, 아울러 청도 대남 병원의 확진자 수도 111명으로 확인됐다.

확진자 수는 날이 갈수록 급증했고, 한국 정부는 드라이브 스루 진단을 실시하기 시작했다. 이로써 한국은 2월 24일까지 27,000명 이상을 검사할 수 있었다. 한편 코로나19 대책을 담당하는 보건복지부 공무원이 바이러스 양성 판정을 받기도 했다.

75만 명이 넘는 한국 시민들이 신천지 강제 해산을 요구하는 탄원서에 서명했다. 정부는 일시적으로 신천지 교회를 폐쇄하는 것으로 대응했고 신천지의 본부를 급습해 교인 명부를 찾아내어 이들 모두에게 검사 혹은 자가 격리를 권고했다.

코로나19 발병에 대한 정부의 대응에 불만을 표하며 한국 시민들은 문재인 대통령의 탄핵을 촉구하는 국민 청원을 시작했다. 3월 5일 마감된 이 청원에는 146만 9천 명이 넘는 시민들이 서명했으며 이는 국민 청원 제도가 운영된 이래로 역대 두 번째로 많은 참여자 수다.

2020년 3월 1일, 한국의 확진자 수는 3,736명에 달했고, 21명이 사망했다. 대구 확진자의 대부분이 신천지 교인이었다. 관계자들은 교인들 중 일부가 1월에 우한을 방문했다는 증거를 발견했다.

서울시는 이만희 신천지 총회장과 12명의 지파장이 사실을 은폐하고 잘못된 정보를 제공했으며 자료 제출을 거부했다며 살인죄, 상해죄 및 감염병 예방 관리에 관한 법률 위반 혐의로 서울중앙지검에 고발했다.

총회장인 이만희는 올해 88세로 1984년에 신천지 예수교를 설립했다. 그는 예수 그리스도가 재림할 것이라고 주장하면서 신자들 중 14만 4천 명이 그와 함께 천국에 갈 것이라고 주장하고 있다. 많은 사람들에게 광신적 종교 집단이라고 불리는 이 비밀스러운 교회는 신도들이 맨바닥에 빽빽이 모여 앉아 예배를 드린다. 보도에 따르면 신천지 신도들이 예배 중에 안경을 쓰지 않았을 것이며 코로나19 진료를 받지 말라는 지시를 들었을 수도 있다고 한다.

3월 1일까지 신천지 신도 약 9,000여 명이 자각 증상을 보고하였다. 신천지 내에서 코로나 바이러스를 급속도로 퍼뜨린 31번 확진자는 잠복기 동안 예배, 모임, 결혼식 등 여러 행사에 참석한 61세 여성이다.

3월 2일, 이만희는 기자회견을 열어 대국민 사과를 했다. 온라인 매체 「버즈피드BuzzFeed」에 따르면, 두문불출하는 전형적 사이비 교주인 이만희는 이렇게 말했다. 「최선을 다했지만 다 막지 못했습니다. 코로나 확산 방지를 위해 정부 당국에서 최선의 노력을 했고 우리도 적극적으로 협조하고 있습니다. …… 정말 면목이 없습니다. 엎드려 사죄를 구하겠습니다.」

3월 3일부터 8일까지 한국의 감염자는 7,382명으로 늘었고 사망자는 53명으로 늘어났다. 만족할 만한 수치는 아니지만, 3월 8일에는 24시간 동안 확산 속도가 크게 감소했다. 또한 드라이브 스루 선별 진료소를 통해 수만 명의 사람들을 검사했다.

3월 13일 기준, 한국은 약 20만 명의 사람들을 테스트했다. 증가는 계속되지만 증가 추세는 둔화되고 있다. 치사율 약 0.8%로 아주 낮은 비율을 유지하는 거의 유일한 국가다.

이탈리아

이탈리아는 2020년 1월 31일 최초로 두 건의 코로나19 감염 사례를 발표했다. 두 사례 모두 로마를 여행 중이던 중국인 관광객이었다. 이탈리아 정부는 중국에서 오는 모든 항공편을 일시적으로 취소하고 비상사태를 선포했다.

2월 6일, 우한시에서 빠져나온 한 이탈리아 시민이 세 번째 확진자가 되었다. 그 후 열흘간 새로운 사례가 보고되지 않자 이탈리아에서는 코로나 감염 사례가 더 이상 나오지 않을 것처럼 보였다.

2월 14일 롬바르디아에 거주 중인 38세 남성이 증상이 있다고 알려진 뒤 상황은 급변하였다. 처음으로 그를 진단한 의사는 그의 증상을 독감으로 진단했다. 그러나 이틀 후 이 남성은 호흡기 이상으로 코도뇨 병원에 갔다. 코로나19를 의심하지 않은 의료진은 코로나19에 필요한 어떤 예방 조치도 취하지 않았다.

2월 21일, 이 38세 남성의 임신한 아내와 친구를 포함해 20명의 확진자가 발생했다. 의료진은 이 남성이 중국에서 막 돌아온 친구와 시간을 보내다가 1월 21일 경에 바이러스에 감염됐다고 추측했다. 이는 이 환자가 몇 주 동안 무증상 보균자였고, 2월 14일까지 평상시의 일과를 보냈다는 것을 의미했다.

2월 21일부터 22일까지, 76명의 새로운 확진자 중 54명이 롬바르디아에서 나왔다. 다음 날, 감염자 수는 152명으로 폭발적으로 증가했다. 고령의 확진자들이 사망하기 시작했고, 2월 23일부터 25일까지 6명의 사망자가 나왔다.

이때부터 롬바르디아 외의 다른 지역, 밀라노, 파비아, 베네토, 에밀리아로마냐, 라치오, 피에몬트 등에서 바이러스 감염 사례가 확인되었다. 2월 26일 기준, 4세에서 17세 사이의 어린이 6명을 포함해 총 650명의 확진자가 발생했다.

대부분의 언론은 이 기간 동안 롬바르디아 대규모 감염 사례에 초점을 맞췄지만, 베네토에서 두 번째 대규모 감염 사례가 발생했다. 베네토에서는 2월 21일부터 1주일간 151명의 확진자, 2명의 사망자가 발생했다.

2월 22일, 롬바르디아와 베네토는 학교 수업과 행사를 취소했다. 베네치아 또한 매일 수십만 명의 관광객을 모으는 대규모 연례 카니발 행사의 마지막 이틀을 취소했다. 몇몇 마을은 봉쇄되었고, 이 상황에 당황한 시민들의 사재기로 이탈리아 각지의 식료품점들은 일시적으로 물건이 바닥났다.

2월 22일부터 3월 1일 사이에 이탈리아의 확진자 수는 거의 3배로 늘어났다. 3월 1일 기준, 확진자 수는 1,694명, 사망자 수는 34명이며, 이 중 최소 140명은 중증 환자다.

이 두 도시의 대규모 감염은 전 세계 다른 도시의 감염으로 확산되고 있다. 최근 이탈리아를 방문한 누군가가 감염되어 바이러스가 확산된 국가는 다음과 같다.

- 알제리
- 오스트리아
- 브라질
- 크로아티아
- 덴마크
- 핀란드
- 프랑스
- 독일
- 조지아
- 그리스

- 아이슬란드
- 아일랜드
- 이스라엘
- 리투아니아
- 말레이시아
- 멕시코
- 네덜란드
- 나이지리아
- 북마케도니아
- 노르웨이
- 루마니아
- 산마리노
- 한국
- 스페인
- 스웨덴
- 스위스
- 영국

이탈리아의 상황은 3월 3~12일 사이에 급속히 악화되었
다. 확진자가 다시 크게 늘어나면서, 중국 본토를 제외하면

이탈리아가 독보적으로 많은 감염 사례(확진 15,113명, 사망 1,016명)를 보유한 국가가 되었다.

정부는 북이탈리아 전역을 봉쇄할 것을 명령했고, 곧이어 바로 전국적인 봉쇄를 진행했다. 식료품점, 약국, 은행을 제외한 모든 업소가 문을 닫았다.

이러한 전례 없는 조치에도 불구하고, 3월 12일 현재 이탈리아 내 1,100명 이상의 환자가 중태이다. 보도에 따르면 의료 시스템이 과부화되어 의사들은 누구를 먼저 구해야 할지 선택해야 하는 상황에 놓였다고 한다.

눈여겨보아야 할 다른 사례

이란

이란의 코로나19 발병은 비정상적인 통계 때문에 많은 논란을 일으켰다. 2월 19일까지 아무런 확진자가 나오지 않은 이란에서 2명의 확진자가 나왔고 곧바로 그 두 환자 모두 사망했다는 보고가 빠르게 이어졌다.

이란 보건부 차관인 이라즈 하리르치Iraj Harirchi는 2월 24일에 61명이 감염되었고 12명이 사망했다고 발표했다. 그와 동시에 하리르치는 내부 고발자가 주장하는 〈50명의 사망자와 1,000명의 확진자〉는 거짓이라고 단언했다. 이 통계 수치에 대해 설왕설래가 이어지는 동안, 하리르치는 증상이 있는 것처럼 보였고 다음 날, 그는 코로나19 양성 판정을 받았다.

2월 27일, 이란은 245명의 감염자와 26명의 사망자를 기록했다. 이들 환자 중에는 마수메 엡테카르Masoumeh Ebtekar 부통령 등 정부 고위 지도자들 3명이 더 포함됐다. 바티칸 대사를 최초로 역임한 성직자 하디 호스로샤히Hadi Khosroshahi는 이날 코로나19로 사망했다.

3월 2일, 이란은 1,501명의 확진자와 66명의 사망자를 보고했다. 전 세계 과학자들은 전례 없는 4.4%의 높은 사망률에 여러 가지 추측을 내놓았다. 이란이 전체 확진자 수를 제대로 보고하지 않았다는 추측이 나왔고, 일부는 이란에서 바이러스가 더 치명적으로 변이했을 수도 있다고 주장했다.

3월 8일까지 이란의 확진자는 6,566명, 사망자는 194명이었다. 불과 6일 만에 큰 폭으로 증가했지만 치사율은 3%를 약간 밑도는 것으로 나타났다. 그러나 정부 고위 간부들이 바이러스에 감염됨에 따라 이란은 아직 위기를 벗어나지 못했다는 의견이 우세하다. 3월 9~12일 사이에 확진자가 10,075명으로 증가하여, 이란은 확진자 수가 세 번째로 많은 나라가 되었다.

다이아몬드 프린세스호

다이아몬드 프린세스호는 2020년 1월 20일 일본 요코하마에서 출항했다. 닷새 후 홍콩 국적의 승객이 홍콩 항구에 하선하고 돌아오지 않았다. 그 후 이 유람선은 베트남에 있는 두 개의 항구와 대만의 항구를 방문했고, 2월 3일에 최종 목적지인 일본으로 되돌아갔다.

2월 1일 요코하마 소방청은 하선한 홍콩 승객이 확진 판정을 받았다는 통보를 받았다. 2월 3일 요코하마 항구에 정박하는 것은 허용되었지만, 선내에 있는 많은 사람들이 바이러스에 감염될 수 있었음에도 아무도 하선하는 것을 허용하지 않았다.

2월 5일까지 승객과 승무원 3,700명의 검체를 채취했고, 그중 10명만이 양성 반응을 보였다. 이후에 많은 의료진들이 최악으로 평가하는 결정이 이어졌는데, 일본 정부는 유람선에 탑승하고 있었던 모든 탑승자들의 하선을 금지시켰고, 모든 승객을 14일간 객실 내에서 격리시키는 조치를 취했다.

불행히도, 승무원들이 승객과 접촉할 수밖에 없는 유람선의 조건은 감염자 수를 급격하게 증가시켰다. 2월 10일, 감염자 수는 이미 20명으로 두 배가 되었다. 다음 날, 감염자 수는 3배 이상 증가했다.

2월 20일, 두 명의 승객이 사망했고 634명이 코로나19에 감염되었다. 모두가 하선하는 날까지 총 705명의 승객과 승무원이 바이러스에 감염되었고, 2020년 3월 1일 기준 탑승한 사람들 중 6명이 사망했다.

일본 정부는 바이러스 발병에 대한 대처뿐만 아니라, 처음으로 양성 반응을 보인 10명의 확진자들이 음성 판정을 받기도 전에 하선할 수 있도록 허용한 것에 대해서도 많은 질타를 받았다. 10명 중 적어도 한 명은 후에 다시 양성 반응을 보였으며, 일본 본토에서 250건 이상의 확진자가 나왔다.

미국

2월 말 많은 의학 전문가들의 의하면 미국에서의 코로나 발병은 피할 수 없는 것이었다. 3월 1일까지 총 84건의 감염자와 2명의 사망자가 보고되었고 워싱턴주에서는 72시간 동안 8명의 확진자가 발생하였다.

미국은 결함 있는 진단 키트로 몸살을 앓았고, 이로 인해 질병통제예방센터의 대처는 다른 국가들에 비해 크게 뒤쳐졌다. 3월 1일 기준, 500명 미만의 의심 환자가 진단을 받았다. 진단 대비 양성 반응 비율이 15%를 넘고 전국적으로 수만 명이 증상이 있어 자가 격리하고 있는 가운데, 전국에 증상이 없거나 진단을 받지 않은 잠재적 확진자가 수천 명일 것이라는 것은 명백한 사실이 되었다. 한편, 민주당과 공화당 사이의 정치적 공방은 문제를 더 복잡하게 만들었다. 2020년

2월 28일, 트럼프 대통령은 이날 집회에 참석한 그의 지지자들에게 〈코로나 바이러스에 대한 언론 보도는 정치적이고, 이는 민주당의 속임수〉라고 말했다.

다음 날, 미국 정부는 미국 최초의 코로나19 사망자와 다수의 새로운 감염 사례를 발표했다. 트럼프 대통령은 기자회견에서 바이러스 자체를 조작이라고 한 것은 아니라고 말했는데, 이는 코로나 바이러스가 독감과 다를 바 없다고 한 이전의 태도에서 상당히 달라진 발언이었다.

워싱턴주의 의학 전문가들은 확진자들의 게놈 순서를 비교한 결과, 이 바이러스가 약 6주 동안 미국에 있었던 것으로 보인다고 밝혔다. 그들은 150명에서 1,500명 정도의 사람들이 이미 코로나19 보균자일 수 있다고 추측했다. 그 결과, 주지사는 시민들에게 곧 〈폐쇄 및 행사 취소〉가 필요한 상황이 올 수 있다고 경고했다. 두 개의 공립 학교에서 확진자가 발생하여 일시적으로 폐쇄되었다.

3월 1일 기준으로 캘리포니아, 오리건, 워싱턴, 애리조나, 위스콘신, 일리노이, 매사추세츠, 텍사스, 네브래스카, 유타, 로드아일랜드, 뉴욕 등의 주에서 이미 확진자가 발생하였다.

제4장

우한: 바이러스 뒤에 가려진 도시

바이러스 이전의 우한

현재 세계는 우한을 신종 코로나 바이러스 발원지로 알고 있다. 코로나 바이러스가 유행하기 전 우한의 일상은 어떠했을까? 우한의 평소 모습에 대해 자세히 알아보려 한다.

우한의 역사

우한(武漢, 발음 Wǔhàn)은 후베이성의 성도이자 성에서 가장 큰 도시다. 1,100만 명의 시민이 살고 있고, 중국 중부에서 가장 인구가 많은 도시이기도 하다. 3,500년의 역사를 가진 도시이지만 서기 223년에서야 공식적으로 설립되었다. 우한은 8세기부터 시, 인문학, 예술 등으로 이름을 알린 중국 최고의 도시 중 하나였다.

우한의 한 지구인 한커우(漢口)가 1858년에 톈진 조약으로 개항장이 되었다. 이때부터 우한은 교육과 상공업의 중심지가 되었다. 1911년, 우한은 우창 봉기 때 전략적 요충지 역할을 했고 신해혁명의 본거지였다. 이 시기는 신해혁명이 성공하면서 청나라가 멸망하고, 1912년 1월 1일 중화민국이 탄생하는 등 중국 역사에서 아주 중요한 시기였다. 1927년에는 왕징웨이Wang Jingwei가 7·15 사건을 일으켜 우한에서 공산당원들을 쫓아냈다. 비슷한 시기에 우한 국민정부가 수립되기도 했지만, 6개월 만에 해체되었다.

1931년 중국 대홍수 때, 우한이 했던 역할의 중요성은 아무리 강조해도 지나치지 않다. 처음에 우한은 인류 역사상 최악의 홍수에 피해를 입은 사람들에게 안전한 피난처가 되었다. 하지만 불행히도 거의 3개월간 지속된 홍수와 제방의 붕괴로 8,300만 제곱미터가 물에 잠기고 말았다. 최소 14만 명이 사망하고 78만 명이 집을 잃었으며 수백만 명이 병에 걸렸다.

또 우한은 교통의 요충지로서, 1937~1938년 제2차 세계대전의 중일 전쟁 때 다시 한번 중국 역사에서 중요한 역할을 했다. 1938년 우한 전투는 4개월 반 동안 계속되었고, 180만명이 희생되었다. 일본군은 결국 우한을 함락했고, 도시는 순식간에 일본군의 군사 기지가 되었다.

6년 후, 일본 지배하에 있던 우한은 4일 연속으로 미국 폭격기에 의해 타격을 받았다. 외국인의 도시가 된 우한에 살고 있던 2만 명 이상의 중국인들이 미국의 공격 동안 죽거나 다쳤다.

중국은 1945년 9월 우한의 지배권을 되찾았다. 그러나 우한은 한동안 전쟁의 그늘에서 벗어나지 못했다. 치열한 국공

내전이 발발한 것이다. 공산당의 인민해방군은 1949년 5월, 국민당군을 밀어내는 데 성공했다.

1967년 7월 다시 한번 조반파와 보수파가 우한을 지배하기 위해 싸웠다. 문화 대혁명이 진행되고 우한에서 7·20 사건이 터지며 긴장이 고조되었다. 이 사건으로 짧은 시간 동안 약 1,000명의 사망자가 발생했다.

우한 시민들도 천안문 광장에서 있었던 민주화 운동인 천안문 사태에 동참하였다. 베이징에서 시작된 이 민주화 운동에 고무된 수천 명의 학생들이 철로와 양쯔강 철교의 교통을 차단하기도 했다.

우한에서는 1999년 미국이 베오그라드에 있는 중국 대사관을 폭격한 사건 등 이슈가 생길 때마다 수많은 시위가 진행되었다. 또한 2008, 2010, 2011, 2016년에 발생한 대홍수로 인해 고통받기도 했다.

우한은 세계 여행의 허브이자 세계적인 대학교가 있는 도시로 성장하였고, 수많은 관광 명소 덕분에 관광 수입의 원천지로서도 중국에서 큰 의의를 갖고 있다. 라이브 공연부터 후베이 성립 박물관에 이르기까지 중국에서 예술 산업이 가장 발달한 도시이기도 하다.

우한 면 요리

관광객과 시민들이 즐길 거리가 많은 우한은 코로나19 발발 이전에는 면 요리로 유명한 도시였다. 〈뜨거운 건면〉 즉 〈러깐미엔(热干面)〉으로 알려진 이 요리의 시작은 1930년대로 거슬러 올라간다.

대부분의 중국 면 요리와 달리 러깐미엔은 국물이 없다. 러깐미엔은 아침 식사나 야식으로 가장 흔하게 먹는 음식이다. 실제로 우한 시민들 사이에서는 가장 인기 있는 아침 식사로 알려져 있다.

러깐미엔은 채식주의 음식이기도 한데, 일반적으로 다음과 같은 재료가 곁들여진다.

- 간장
- 참깨장
- 깐 콩과 당근

- 잘게 썬 부추
- 고추 기름

러깐미엔은 우한이 아닌 곳에서 맛보기 쉽지 않기 때문에, 우한을 방문하는 면 애호가들에게는 꼭 먹어 보아야 할 특별한 음식이다.

펑크의 도시

중국인이 아니라면 믿기 힘들겠지만, 사실 우한은 광범위한 언더그라운드 펑크 음악으로 인해 종종 〈펑크의 도시〉로 불린다. 대부분의 미국인들이 그런지 음악을 듣던 1990년대에 우한시는 펑크 음악과 사랑에 빠졌다.

우한의 펑크 음악계에서 나온 가장 오래되고 인기 있는 밴드는 SMZB이다. 1996년부터 중국 전역에서 공연을 해온 이 밴드의 리더는 〈보스 우〉라고도 불리는 우웨이Wu Wei다. SMZB는 그들의 가사가 정치적이지 않다고 주장하면서 꾸준히 발전하고 있다.

중국의 온라인 매체 「식스 톤Sixth Tone」과의 인터뷰에 따르면, SMZB가 바에서 연주를 시작한 이유가 우한에 마땅한 공연 장소가 없었기 때문이라고 했는데 90년대 이후부터는 바뀌기 시작했다. 하지만 중국 정부의 억압적인 정책 때문에,

그들의 8개 앨범 중 2개만이 합법적인 유통망을 통한 판매 허가를 얻었다. SMZB의 가사를 들여다보면 중국 공산당이 왜 이들의 음악을 경계하는지 알 수 있다.

자기 방어로 가족을 지키려다 법을 어기는 것처럼 보여지면, 너의 집은 무너지고 너는 맞을 거야.
너는 도움을 받을 수 없어. 중국에만 있는 길을 가게 된다면 너는 분명 울게 될 거야.
탄원으로 가는 길 외에 갈 수 있는 곳은 없어. 탄원으로 향하는 죽음의 길이 있을 뿐이야.

그들의 권리와 그들이 사랑하는 펑크 음악을 옹호하는 것은 SMZB에게 쉬운 길이 아니었다. 지속적으로 법적 분쟁이 있었고, 우웨이는 「식스 톤」에서 이런 분쟁이 그를 매우 조심스럽게 만들었다고 말했다. 중국 당국은 과거에 그의 문자 메시지를 도시(盜視)하여 그에게 불리하게 이용했고, 우웨이는 더 이상 스마트폰에 SIM 카드를 넣지 않는다고 했다.
중국의 검열은 SMZB 등 펑크 그룹들의 생계를 위협한다. 다행인 것은 중국 밖의 사람들도 아마존이나 유튜브를 통해 SMZB의 많은 노래들을 접할 수 있다는 것이다.

SMZB의 이야기에서 알 수 있듯이, 많은 중국인들은 중국 공산당의 정책에 비판적이다. 염두에 두어야 할 것은 중국 정부가 광범위한 검열, 허위 정보 유포, 두려움을 유도하는 캠페인을 행하고 있다는 것이다.

중국 정부가 중국 내 코로나19 확진자, 사망자 수를 조작했다는 증거가 밝혀진다고 해도, 이것은 중국 시민들의 잘못이 아니다. 이전 사스 유행 초기에 중국 정부가 잘못된 정보를 발표했을 때에도 그것이 중국 시민들의 잘못이 아니었던 것처럼 말이다.

제5장

코로나19 타임라인:
2019년 12월 초부터 2020년 3월 18일까지

코로나19 타임라인

중국에서 시작해 세계 각국으로 코로나19가 퍼져 가는 현재의 세계적 위기 상황을 제대로 이해하기 위해서는 사건을 시간순으로 재구성해 살펴볼 필요가 있다.

2019. 12. 초

▪ 신종 코로나 바이러스의 첫 번째 환자는 12월 1~2주차에 보고되었다. 하지만 이는 잘못된 보고였을 수 있으며, 일부 전문가는 이미 11월 중순에 환자가 발생했을 가능성도 있다고 본다.

2019. 12. 초-12. 30.

▪ 중국 정부 관계자들은 질병에 대한 정보 유출을 차단하려고 하였다. 이 기간 동안 얼마나 많은 사람들이 진단을 받

2019년 12월 31일

중국의 첫 공식 보고(세계보건기구)

2020년 1월 7일

세계보건기구의 신종 바이러스 발표

2월 14일

이집트에서 아프리카 첫 감염자 보고

2월 11일

세계보건기구가 COVID-19로
공식 명칭 발표

2월 19일

이란에서 첫 중동 사망자 발생

2월 21일

이탈리아에서 첫 유럽 사망자 발생

2월 23일

신천지 집단 감염
이후 한국의 위기 경보
심각 단계로 격상

2월 26일

브라질에서 남아메리카
첫 확진자 발생

3월 11일

세계보건기구의 팬데믹 선언

1월 11일

중국의 첫 사망자 발생

1월 20일

한국의 첫 확진자 발생

1월 30일

세계보건기구가 국제적 공중 보건 비상사태 선포

2월 7일

중국의 내부 고발자
리원량 의사 사망

2월 2일

중국이 아닌 국가로는 최초로
필리핀에서 첫 사망자 기록

앗으며 얼마나 죽었는지는 알려진 바가 없다. 의료진은 이
〈사스와 흡사한 감염병〉을 외부에 알리려 노력했지만 중국
당국으로부터 제재를 받았다.

2019. 12. 31.

■ 중국은 우한에서 폐렴 환자가 빠르게 증가하고 있다고
세계보건기구에 처음으로 보고했다.

2020. 1. 1.

■ 우한 화난 수산물 도매시장에서 일하는 사람들 다수가
증상을 보이자 이곳이 진원지로 의심받기 시작했다. 시장은
바로 폐쇄되었다.

2020. 1. 3.

■ 싱가포르 창이 공항에서는 우한에서 오는 모든 여행객
의 체온을 측정하기 시작했다.

2020. 1. 7.

■ 세계보건기구는 이 바이러스의 이름을 2019-nCoV로
명명하고, 이 바이러스가 코로나 바이러스 계열에 속한다고

발표했다.

2020. 1. 11.

- 중국에서 이 신종 코로나 바이러스로 인한 첫 번째 사망자가 발생했다.

2020. 1. 13.

- 중국 외 다른 나라에서의 첫 감염 사례가 태국에서 발견되었다.

2020. 1. 15.

- 중국 정부 관계자들은 사람 간 감염이 확인된 바 없다고 밝혔다. 그들은 자국민들에게 이 질병은 며칠 내에 종식될 것이라고 발표했다.

2020. 1. 16.

- 일본에서 첫 감염 사례가 확인되었다.

2020. 1. 18.

- 중국 정부는 계속해서 바이러스에 대한 정보를 자국민

에게 공개하지 않았다. 우한 시민 약 4만 명이 연례행사에 모였다.

그러나 정부 관계자들 개인적으로는 심각성을 경고하는 의료진의 말을 따르기도 했다. 우한 셰허 병원은 직원들에게 타액을 통해 사람 간 전염이 가능하다고 경고했다.

2020. 1. 20.

통계

■ 중국에서의 사망자가 3명으로 증가했고 확진자가 100명 이상 증가했다.

의료 전문가

■ 중국의 권위 있는 의사가 국영 방송을 통해 사람 간 전염이 확인되었다는 사실을 발표했다.

국가별 대응

■ 싱가포르는 모든 입국자의 체온을 측정하고, 모든 우한발 항공기에 대한 격리 및 검역 조치를 하겠다고 발표했다.

2020. 1. 21.

통계

■ 미국에서 첫 확진자가 발생했다. 중국의 사망자는 9명으

로 늘었다.

중국

- 우한 시민들은 공공장소에서 마스크를 쓰기 시작했다.

2020. 1. 22.

- 싱가포르 보건부의 주도로, 여러 부처가 참여하는 정부 대응팀이 설치되었다. 북한은 모든 관광객을 입국 금지했다.

2020. 1. 23.-1. 24.

중국

- 중국 정부는 우한을 오가는 모든 여행을 금지시키고, 모든 춘절 행사를 취소했다. 이날 우한, 센타오, 츠비 3개 도시가 봉쇄되었다.

국가별 대응

- 싱가포르 정부 대응팀은 싱가포르 국민들에게 우한으로의 여행을 자제할 것을 권고했다.

통계

- 싱가포르는 최초로 3건의 감염 사례를 발표했다. 감염자 중 둘은 아버지와 아들이었으며 이를 통해 사람 간 감염이 가능함이 다시 한번 확인되었다.

- 프랑스는 1월 24일에 첫 번째 감염 사례를 발표했다.

2020. 1. 25.

통계

- 말레이시아에서 3명의 확진자가 나왔고 3명 모두 싱가 포르의 부자(父子) 확진자와 가까운 친척 관계였다.
- 캐나다는 처음으로 의심 환자가 발생했다고 발표했다.
- 홍콩에서는 4명의 확진자가 나왔고, 공식적으로 바이러 스 비상사태를 선포함과 동시에 여행 제한을 실시했다.
- 말레이시아는 두 번째 확진자를 발표했다.

중국

- 시진핑 중국 국가 주석은 이 감염병 확산을 〈중대 상황〉 이라고 표현했다.

2020. 1. 26.

통계

- 중국 내 사망자 수가 80명으로 급증했다. 1월 25일에 비 해 두 배 이상 증가한 수치였다.
- 싱가포르에서 네 번째 확진자가 발생했다. 이 남성은 증 상이 없는 상태로 비행기를 탔고, 증상이 나타나기 전까지 센

토사섬의 호텔에 머물렀다.

- 미국에서 5명의 확진자가 공식적으로 발표되었다.

- 홍콩은 여섯 번째 확진자를 발표했다. 시위자들은 코로나 바이러스로 폐쇄된 건물에 불을 질렀다.

경제적 문제

- 상하이 디즈니랜드, 홍콩 디즈니랜드, 오션 파크와 많은 영화관들은 직원들과 고객들의 〈건강 및 안전상의 이유로〉 폐장하였다.

의료 전문가

- 영국의 감염병 학자들은 감염 속도에 대한 연구를 진행했고, 한 명의 감염자가 평균 2~3명을 감염시킬 수 있다는 결론을 냈다.

- 랭커스터 대학교 연구진은 1주일 내에 19만 명의 확진자가 나올 것으로 예상했다.

2020. 1. 27.

통계

- 중국 정부는 우한시가 여행 금지 및 봉쇄되기 전, 5백만 명의 사람들이 이미 이 지역을 떠났다고 발표했다.

- 중국 내 사망자 수는 최소 106명으로 증가했으며, 확진

자 수는 4,400명 이상으로 증가했다.

- 독일에서도 최초의 확진 사례를 발표했다. 캐나다는 두 번째 의심 사례를 발표했다.

- 감염자가 발생한 국가는 중국, 미국, 프랑스, 독일, 한국, 일본, 네팔, 태국, 캄보디아, 싱가포르, 베트남, 대만, 스리랑카, 캐나다 등 14개국으로 늘어났다.

중국

- 중국 내 5천만 명이 격리되었다.

- 중국 정부는 아직 증상이 없는 사람이더라도 다른 사람들에게 바이러스를 옮길 수 있다고 발표했다. 하지만 다른 국가의 정부들은 이 발표 내용에 대해 의문을 품었다.

- 우한의 대학생들은 자신들이 기숙사 방에 격리되어 하루에 한 번 체온을 재고 있다고 공개했다.

- 저우셴왕Zhou Xianwang 우한 시장은 정보가 〈신속하고 만족스럽게〉 전달되지 못했다고 말하며, 중국 정부의 바이러스 발생 초기 대응이 잘못되었다는 것을 인정했다.

- 중국 푸젠성 다샤 마을 주민들은 인근 공장이 격리 지역으로 지정된 것에 항의하는 시위를 벌였다. 시위는 격렬해져 주민들이 진압복 차림의 경찰에게 나무를 던지기도 했다. 시위자 몇 명이 체포되며 시위는 끝이 났다.

경제적 문제

- 전 세계의 많은 기업들이 중국으로의 출장을 금지했다.

- 미국 증시는 세계 경제 약화 우려로 불안했다. 다우 지수와 스탠더드 앤드 푸어스 500 지수는 각각 1.6% 하락했다. 나스닥은 1.9% 하락했다.

국가별 대응

- 중국, 말레이시아, 홍콩, 마카오 및 몽골에서 여행 제한 및 금지가 시행되었다.

- 미국 질병통제예방센터는 3단계 여행 경보를 발령했다. 미국 정부는 미국인에게 중국 전역 방문 금지령을 내렸다. 캐나다도 이와 비슷한 여행 경고령을 발표했다.

- 미국 정부는 미국 내 20개 공항에 여행자 선별 정책을 확대할 계획이라고 발표했다. 이것은 중국에서 들어오는 항공편의 90%를 검열할 수 있는 정책이다.

의료 전문가

- 90%의 격리 비율이 보장되어야 가장 낙관적인 시나리오가 가능하다는 과학적 평가가 나왔다. 이 시나리오에서는 약 59,000명의 사람들이 감염되고 그중 1,500명이 사망할 것으로 전망했다. 90% 미만으로 격리 비율이 낮아지면 500만 명의 확진자와 17만 명 이상의 사망자가 발생할 수 있다고

한다.

■ 미국은 우한에서 전세기를 통해 대피시킨 미국 국민들을 72시간 동안 격리할 것이라고 발표했다. 바이러스 잠복기가 최대 14일인 것을 감안하여, 이후 미국 정부는 격리 기간을 14일로 확대했다.

■ 홍콩 대학교 공중보건학 교수 가브리엘 렁Gabriel Leung은 과학적 모델링을 통해 중국의 실제 감염자 수는 4만 4천 명에 육박할 것이라고 예측했다. 렁 교수는 중국의 총 확진자 수는 4~5월에 정점을 찍을 것이며, 최악의 경우, 충칭시에서만 하루에 15만 명의 확진자가 나오는 상황이 올 수 있다고 했다.

2020. 1. 28.

통계

■ 확인된 중국 확진자 수가 4,565명을 넘었다.

■ 독일, 대만, 베트남 및 일본이 자국 내에서의 전파 사례를 보고했다. 이로써 바이러스의 사람 간 감염이 명백해졌다. 각국의 보건 당국은 확진자의 경로와, 확진자와의 접촉자를 추적해야 하는 또 다른 문제에 봉착했다.

취소된 행사

■ 최근 중국을 방문한 두 학생 중 한 명이 독감 같은 증상을 보이면서 미국 오하이오주 옥스퍼드에 있는 마이애미 대학교가 미시간에 있는 대학교 두 곳과의 농구 경기를 연기했다.

중국

■ 스옌시가 봉쇄되었고, 5천4백만 명의 중국인이 격리되었다.

■ 우한의 모든 초·중·고등학교는 2월 10일부터 시작하는 모든 수업을 온라인으로 대체할 준비를 시작했다.

■ 우한 시민들은 『워싱턴 포스트*The Washington Post*』를 통해 모든 식료품 가격이 폭등했으며, 온라인을 통해 받은 공지로는 도시 봉쇄가 4월까지 지속될 것이라고 말했다. 한편 일부 은행들은 어려움을 겪고 있는 시민들을 돕기 위해 주택 담보 대출 상환 일자를 조정했다.

■ 후베이 폴리테크닉 대학교의 학생들은 장기 폐쇄가 지속되면서 긴장이 고조되어 발생하는 신경 쇠약, 심각한 무료함 등 다양한 정신적 문제들로 두려워하고 있다고 했다.

국가별 대응

■ 일본은 중국에 200만 개의 마스크와, 고글 및 방호복을 포함한 20만 개의 다른 보호 용품을 보낼 것을 약속했다.

■ 러시아는 중국과 맞닿아 있는 3개 지역의 국경을 폐쇄했다. 필리핀과 몇몇 다른 나라들도 중국인 관광객들을 검역하는 보안 조치를 강화했다.

■ 북한은 북한에 입국하는 모든 외국인에 대해 1개월의 강제 격리 조치를 취하는 등 여행 금지령을 강화했다.

■ 유나이티드 항공은 미국과 중국 간 왕복 항공편 24편을 취소했다.

■ 〈리틀 피넛〉이라는 이름의 로봇이 싱가포르 호텔에 격리된 여행객들에게 음식을 배달하기 시작했다.

■ 미국 정부는 항공사들에게 중국을 오가는 모든 항공편이 취소될 수 있다고 경고했다. 미국 정부는 국민들에게 어떤 이유로든 우한의 출입을 막는 4단계(최고 단계) 〈여행 금지〉를 발령했다.

■ 일본은 우한에서 206명의 국민을 대피시켰다. 비행기가 일본에 도착할 무렵, 코로나 바이러스 증상과 비슷한 증상에 시달리는 승객이 2명 있었다. 모든 승객들은 검사를 받았으며 14일 동안 자가 격리되었다.

■ 호주는 우한에 살고 있는 일부 국민들을 대피시킬 계획을 발표했다. 대피한 모든 호주인들은 크리스마스섬에서 2주 동안 격리될 예정이다.

2020. 1. 29.

통계

■ 중국 내 확진 건수는 하루에 25% 가까이 증가했다. 관계자들은 확진자 5,974명과 사망자 132명이라는 수치를 발표했다. 약 18시간 후, 확진자 수는 7,711명으로 더 증가하였다. 이는 중국 내 발생한 사스 환자 수를 초과하는 수치였다. 사스 감염자 중 적어도 170명이 사망했다.

■ 우한에서 귀국한 일본인 중 3명이 코로나 바이러스에 양성 반응을 보였다. 그들 중 2명은 귀국하는 동안 아무런 증상도 보이지 않았다. 게다가, 같은 비행기에서 내린 다른 2명의 승객은 검사를 거부했고 관계자들은 강제로 검사할 수 없었다고 말했다.

취소된 행사

■ 전 세계 스포츠 행사가 계속 코로나19의 영향을 받고 있다. 호주에서는 중국 여자 축구 대표팀이 격리되었다.

■ 국제 스키 연맹은 당초 2월 중순으로 중국에서 예정되어 있던 경기를 취소했다.

■ e스포츠 국제 대회도 3월까지 중국에서의 모든 경기를 취소했다.

중국

■ 코로나 바이러스 진단 키트의 부족으로 중국이 모든 환자를 진단할 수 없게 되면서 중국의 확진자 수가 축소 보고되었다는 의혹이 증폭되었다.

■ 필리핀에서 코로나19 검사 결과를 기다리던 중국인이 결과가 나오기도 전에 폐렴으로 사망했다. 그의 폐렴 증세가 코로나 때문인지 아닌지 알 수 없는 상황이 되었다.

■ 중국 질병통제예방센터의 수석 과학자인 정광Zeng Guang은 TV에 출연해 모순된 모습을 보였다. 그는 중국 시민들에게 〈어딜 가든지 마스크를 쓰는 것처럼 과민하게 행동할 필요가 없다〉면서 〈길에서 바이러스에 감염될 확률은 교통사고를 당할 확률보다 훨씬 낮다〉고 했다. 하지만 그 자신은 녹색 마스크를 쓰고 있었다.

경제적 문제

■ 맥도널드, 스타벅스, 디즈니타운, 디즈니랜드를 시작으로 중국에 위치한 많은 대기업들이 잠정 휴점을 선언했다. 이번에 휴점을 감행한 기업은 도요타, 구글, 애플, KFC 등이었다. 후베이성의 모든 기업들은 2월 13일까지 잠정 휴업하라는 지시를 받았다.

의료 전문가

- 호주의 고위 보건 당국자는 무증상 환자가 질병을 퍼뜨릴 수 있다는 것을 확인하는 듯한 발언을 했다. 「증상이 나타나기 이틀 전에 이미 다른 사람에게 바이러스를 전파했을 가능성이 높은 환자의 케이스를 알고 있다.」

- 호주의 언론 매체 SBS 뉴스에 따르면, 호주 의료진들은 코로나 바이러스의 증상이 초기에 생각했던 것보다 더 다양해 보인다고 했다. 이들은 몸이 좋지 않고 〈조금이라도 콧물이 흐른다면〉 검사를 받으라고 권유했다.

- 2건의 바이러스 무증상 전파 사례가 발생했다. 『랜싯 메디컬 저널』에 따르면, 가족과 함께 우한을 방문한 10살의 중국 소년은 나머지 가족이 다 감염된 뒤에도 아무런 증상이 없었다.

검사상 소년의 폐에서는 폐렴 소견이 보였지만 소년은 발열이나 다른 어떤 증상도 나타내지 않은 채로 회복했다. 소년이 회복한 직후에 그의 가족 중 우한에 가지 않았던 한 명이 폐렴 증상을 보이기 시작했다.

또한, 4명의 독일인들이 중국에서 온 무증상 환자와 만난 후 감염되었다.

- 위 중국 가족의 사례로, 지금까지 알려졌던 코로나19의

증상이 많이 바뀌었다. 증상을 보인 가족들은 발열, 피로, 기침, 설사를 겪었다. 흥미롭게도, 그들 중 어느 누구도 진단 초기에 열이 나지 않았다.

■ 세계보건기구 사무총장은 전 세계를 대상으로 한 위험도를 〈높음〉으로 한 것이 오판이라고 말하며 위험도를 〈매우 높음〉으로 한 단계 격상했다. 그는 또한 알려진 모든 코로나 바이러스 확진자 중 20%가 위중한 상태라고 말했다.

국가별 대응

■ 전 세계 여러 항공사가 중국을 오가는 모든 항공편을 일시적으로 중단한다고 발표했다. 마이크로소프트와 아마존 같은 수많은 국제 기업들은 직원들에게 이후 새로운 공지가 있을 때까지는 중국을 방문하지 말라고 지시했다.

■ 말레이시아는 코로나 바이러스 발병에 대한 허위 정보를 퍼뜨린 사람들을 체포했다. 이들은 최고 12개월의 징역과 12,000달러의 벌금을 내야 한다.

■ 중국과 러시아는 함께 백신 개발을 위해 노력하겠다고 발표했다. 한편, 호주 연구원들은 처음으로 중국 밖에서 바이러스를 배양하는 데 성공했다.

■ 몇몇 미국 대학들은 중국에서 유학 중인 학생들의 귀국을 명령했다. 학생과 교직원 모두 계획되었던 중국 방문을 취

소하였다.

■ 국제연합아동기금(UNICEF)은 6톤의 의료 용품을 중국에 기증했다. 보잉사는 25만 개의 마스크를 기부하겠다고 약속했다.

■ 세계보건기구는 전 세계를 대상으로 우한 지역에서 자국민을 대피시키지 말 것을 촉구하는 성명을 발표했다. 그럼에도 불구하고 미국과 일본은 각각 약 200명의 시민들을 대피시켰고, 몇몇 다른 나라들도 같은 계획을 세우고 있다.

2020. 1. 30.

통계

■ 중국 내 감염자 수는 24시간도 채 안 돼 1,900명이 증가해 8,149명이 되었다. 사망자 수는 171명으로 늘어났다.

■ 현지 시간 1월 30일 오전을 기준으로 티베트를 포함한 모든 중국 본토에서 지역마다 최소 한 건 이상의 코로나 바이러스 감염 사례가 보고되었다.

■ 미국은 6번째 감염 사례를 발표했는데 이는 미국 최초의 사람 간 전염이었다. 연방 정부는 트럼프 대통령 직속으로 범정부 대응팀을 꾸렸다.

■ 베트남은 중국 여행에서 돌아온 베트남인 3명이 코로나

19에 감염되었다고 발표했다.

■ 호주는 9번째 감염자를 발표했다. 핀란드, 필리핀, 인도가 첫 감염 사례를 발표했다. 한국에서도 사람 간 전염이 된 사례가 나왔다.

■ 이탈리아에서 2명의 확진자가 나왔다.

■ 바이러스는 20개국으로 확산되었다. 중국(홍콩과 마카오 포함), 미국, 호주, 캐나다, 핀란드, 대만, 한국, 필리핀, 인도, 일본, 프랑스, 네팔, 싱가포르, 캄보디아, 아랍에미리트, 베트남, 독일, 말레이시아, 이탈리아, 스리랑카. 이들 국가 중 5개국에서 사람 간 전염이 확인되었다.

취소된 행사

■ 여자프로골프협회(LPGA)는 2020년 3월에 중국의 한 섬에서 열릴 예정이던 토너먼트를 취소했다.

중국

■ 중국 최고 부자인 알리바바 창업자 마윈Jack Ma은 바이러스 백신 개발을 돕기 위해 1억 위안을 기부했다.

■ 우한 지역에서 자국민들의 대피 계획을 하고 있는 몇몇 국가들은 중국 정부로부터 허가를 얻기 위해 애쓰고 있다. 영국은 제때 출국 허가를 받지 못해 대피 계획을 연기해야 했다. 중국 당국은 또 영국계 중국인 등 이중 국적을 가진 사람

을 포함하여, 중국 국적을 가지고 있는 모든 사람에게 출국 금지를 명령했다.

■ 중국 정부는 도시 밖으로 나갔다가 봉쇄되어 집에 갈 수 없었던 우한 시민들이 우한의 집으로 돌아가는 것을 허용해 주었다.

■ 『에포크 타임스*Epoch Times*』는 중국 후난성의 샹인현이 〈6단계 격리〉를 시행하고 있다고 보도했다. 현 내에 있는 모든 도로가 폐쇄되었고, 인근 현과의 통행도 금지되었다. 인근 마을끼리의 출입이 금지되고 심지어는 이웃과 소통하는 것 또한 금지되었다.

■ 노동자들의 바이러스 전파 가능성 때문에 중국은 베이징의 모든 건설 현장을 2월 10일까지 폐쇄한다고 밝혔다.

경제적 문제

■ 세계 증시도 급락했다. 홍콩의 항셍 지수는 2.5% 이상 하락, 일본의 닛케이 지수는 1.7%, 유럽의 스톡스 600 지수는 0.95%, 미국의 다우 존스 지수는 하루 동안 최소 220포인트 이상 하락하였다.

■ 이케아는 추후 공지가 있을 때까지 중국 매장을 잠정 폐쇄하기로 결정했다.

국가별 대응

■ 혹시 있을지 모를 바이러스 전파 우려로 이탈리아 코스타 크루즈의 탑승자 약 6,000명이 크루즈선에 격리되었다.

■ 러시아는 중국과 맞닿은 국경 전체를 폐쇄했다.

■ 한국에서는 정부가 격리 시설을 지정함에 따라 이에 저항하는 시위가 발생했다.

■ 우한에서 대피한 미국인 중 한 명이 증상의 여부를 관찰하기 위해 지정한 격리 기관인 캘리포니아 군 기지를 탈출하려고 했다. 리버사이드 카운티 보건 당국은 코로나 의심 환자가 격리 기관을 떠나지 못하도록 강제 격리 명령을 내렸다. 이 조치는 최근 우한에서 대피한 자국민에 대해 강제로 진단을 받게 하거나 감시할 수 없다는 일본 정부의 조치와는 극명하게 대비되는 것이었다.

■ 미국의 비영리 단체인 MAP 인터내셔널은 UPS와 제휴하여 130만 개의 마스크, 28만 쌍의 니트릴 장갑, 1만 벌의 보호복을 우한의 병원에 보내기로 했다.

■ 아메리칸 항공 조종사 노조는 항공사를 상대로 모든 중국행 항공편의 운항 중단을 요구하는 소송을 제기했다.

■ 비행기 4대를 이용해 우한에서 자국민을 대피시키려던 한국의 당초 계획은 중국 정부의 반발로 단 1대의 비행기만

운영하는 것으로 바뀌었다. 우한에서 이송해 오려던 한국인의 절반만 승인된 비행기를 탈 수 있었다.

■ 미국 국무부는 중국 전역에 대해 여행 경보 최고 수준인 4단계 〈여행 금지〉를 발령했다. 미국 정부는 자국민에게 〈중국으로 여행 가지 말라〉는 메시지를 전했다. 미국을 포함해 전 세계의 많은 항공사들이 중국을 오가는 모든 항공편을 중단하면서, 코로나의 근원지 근처를 여행하는 것은 거의 불가능한 것이 되었다.

■ 페이스북은 이용자들이 게시한 모든 유해하고 왜곡된 정보와 잘못된 치료 방법을 삭제하겠다고 약속했다. 인스타그램은 허위 사실과 오보들에 관한 모든 해시태그를 제거할 것이라고 했다.

■ 『뉴욕 타임스』는 사진 기자 헥터 레타말Hector Retamal이 찍은 사진을 게재했다. 우한의 거리에서 쓰러져, 구조대원이 도착하기도 전에 숨진 한 노인의 모습이었다. 이같은 일이 우한에서 계속해서 일어나고 있다는 사실은 수백 개의 소셜 미디어 게시물을 확인해 보면 알 수 있다.

■ 홍콩은 3월 2일까지 모든 학교를 휴교시키겠다는 계획을 발표했다.

의료 전문가

■ 일부 과학자들은 코로나19가 완전히 종식되지 않을 것이라고 추측했다. 대신, 코로나19가 매년 전 세계적으로 나타나는 독감과 같은 신종 호흡기 바이러스로 진화할 것이라고 주장했다.

■ 세계보건기구는 국제적 공중 보건 비상사태를 선포했다.

■ 의료 전문가들은 바이러스가 사체에서 얼마나 오랫동안 생존하는지에 대해 연구했고, 장례와 관련된 일을 하는 모든 사람들에게 더욱 조심하도록 권유했다. 전문가들은 또 확진자의 시신으로부터 대중을 안전하게 보호하기 위해서는 화장(火葬)이 최선이라고 권고했다.

■ 과학자들은 앞으로 기후 변화와 삼림 파괴로 인해 이러한 유형의 발병이 계속 증가하고 심각해질 것이라고 경고했다.

■ 세계보건기구는 다른 국가들과 질병에 대한 필수 자료를 공유하도록 중국에 압력을 가했다.

2020. 1. 31.

통계

■ 중국 내 확진 건수는 현지 시간 기준 1월 31일 오전

9,720건으로 늘었다. 사망자 수는 213명으로 집계되었으며, 1월 30일과 1월 31일 사이에 24시간 동안 보고된 사망자 수는 발병 이후 가장 많은 것으로 나타났다.

- 중국 내 추가적인 의심 환자는 약 15,000명 이상이라고 보고되었다. 알려진 확진자 중 약 1,500명이 중태이다. 우한 병원의 한 중환자실 실장도 코로나19 확진 판정을 받았다.

- 한국의 확진자는 8명으로 증가했다.

- 브렉시트가 공식화되던 날, 영국에서는 최초로 2명의 확진자가 발생했다. 러시아에서도 처음으로 두 명의 확진자를 확인했다.

- 독일은 코로나19로 확진받은 환자의 아이가 양성 반응을 보임에 따라 사람 간 전염 사례를 확인했다.

- 캐나다의 4번 확진자는 첫 진단 때 음성 판정을 받았다가 이후에 양성 판정을 받으면서 새로운 우려를 낳았다.

- 스페인은 라고메라섬에서 첫 확진자를 확인했다.

- 스웨덴에서 첫 번째 확진자가 나왔다.

- 미국에서는 7번째 확진자가 나왔고 캘리포니아에서만 3명이 나왔다.

- 총 25개국으로 바이러스가 확산되었다(중국, 태국, 일본, 싱가포르, 대만, 호주, 말레이시아, 러시아, 프랑스, 미국, 한

국, 독일, 아랍에미리트, 캐나다, 영국, 베트남, 이탈리아, 인도, 필리핀, 네팔, 캄보디아, 스리랑카, 핀란드, 스웨덴, 스페인).

취소된 행사

■ 코로나19로 미국의 문화 행사들이 취소되기 시작했다. 한 예로, 버지니아주 리치몬드에서 열릴 예정이었던 「백조의 호수」 공연은 2명의 중국 스타 무용수가 올 수 없게 되면서 다시 섭외해야 하는 상황이 되었다.

중국

■ 『뉴욕 타임스』 기자 에이미 친Amy Qin은 우한 현장에서의 상황을 보도했다. 친은 트위터를 통해 현지 분위기는 〈불안, 분노와 좌절, 그리고 극도의 무료함〉이라고 전했다. 친은 생각했던 것보다 식료품의 재고가 잘 확보되어 있다고 말했다. 유일하게 영업을 하는 상점은 〈식료품, 생필품, 의약품〉을 파는 곳뿐이었다. 그녀는 현지 호텔에 방을 구할 수는 있었지만 드나들 때 체온 검사를 해야만 했다고 전했다.

경제적 문제

■ 아메리칸, 델타, 유나이티드, 콴타스 등의 많은 항공사들이 중국을 오가는 모든 항공편을 일시 중단한다고 발표했다. 많은 크루즈선은 14일 이내에 중국을 방문했던 탑승자의 승

선을 금지시켰다.

■ 코로나로 인한 경제 우려로 세계 증시는 계속 폭락했다. 미국 다우 존스는 575포인트(2%), 홍콩 항성과 영국 FTSE 100은 각각 0.7%, 유럽 스톡스 600은 0.4% 하락했다.

■ 중국 항공편을 여전히 운영 중인 항공사들은 바이러스 확산을 막기 위해, 평상시 제공하던 담요와 식사 등 편의용품 및 서비스를 제공하지 않기로 결정하였다.

국가별 대응

■ 전 세계적으로 중국인 혐오가 급증하였고, 프랑스 언론 들은 바이러스를 두고 〈황색 경보〉라는 용어를 사용할 정도 였다. 전 세계 항구와 호텔들은 중국인들의 입국을 거부했다. 한국 일부 식당들은 중국인의 출입을 금지했다. 로마의 산타 체칠리아 음악 학교는 최소 7일 동안 모든 〈동양인〉 학생들 의 등교를 금지한다고 발표했다.

■ 이탈리아는 6개월의 비상사태를 선포했다. 미국도 공중 보건 비상사태를 선포했다.

■ 인도 정부는 N95 마스크와 기타 모든 형태의 개인 보호 장비의 수출을 금지했다.

■ 미국 정부는 1960년대 이후 처음으로 공식적인 격리 구 역을 제정했다. 우한에서 대피한 195명의 격리 기간이 72시

간에서 14일로 늘어났다.

■ 미국 정부는 14일 이내에 중국을 방문한 외국인의 입국 금지 계획을 발표했다. 중국에서 돌아온 미국인들은 14일간의 격리 기간을 갖는다.

의료 전문가

■ 바이러스에 새로운 임시 명칭이 부여되었다. 세계보건기구는 우한 코로나 바이러스를 〈2019-nCoV ARD(Acute Respiratory Disease, 급성 호흡기 질환)〉로 표기할 것을 권고했다.

■ 과학자들은 일부 환자에게 설사가 나타나는 원인에 대해 연구했다. 과거 사스는 일부 환자의 위장에 영향을 주어 환자들의 대변을 통해 바이러스가 감염될 수 있다고 알려져 있다. 그렇기에 의료 전문가들은 사스와 같은 코로나 계열인 nCoV에 대해 이 증상을 주의해서 보아야 한다고 얘기했다.

■ 보건 관계자들은 코로나 바이러스 발생이 장기화되면서 에볼라와 같은 다른 주요 질병이 함께 악화될 수 있다는 우려를 제기했다.

■ 전(前) 미국 식품의약국 국장인 스콧 고틀리브Scott Gottlieb는 미국의 정치인들과 의료 전문가들에게 바이러스가 이미 전국을 돌기 시작했다고 말했다. 그는 바이러스 진단

과 예방이 중요하다며, 확진자의 여행 이력에만 의존하는 것은 바이러스 확산을 막는 데 충분하지 않을 것이라고 강조했다.

2020. 2. 1.

통계

- 중국에서는 11,800명 이상의 확진자와 251명의 사망자가 발생했다. 이는 24시간 내에 확진자 2,000명 이상, 사망자 38명이 증가한 수치이다.
- 미국은 매사추세츠주에서 8번째 확진자가 나왔다.
- 필리핀에서는 중국을 제외하고 처음으로 사망자가 발생했다.

중국

- 중국 정부에 의해, 후난성에서 H5N1 조류 독감으로 수만 마리의 새가 죽었다는 사실이 드러나면서 사람들은 더욱 우려하기 시작했다.
- 조류 독감은 일반적으로 사람에게 쉽게 전염되지 않지만, 1997~2015년 전 세계에서 907명에게 전염된 전례가 있고 그때 사망률은 60%였다. 다행히 사람 간 전염은 드문 일이지만 이 질병은 〈고병원성 계통〉으로 불리고 있어 새들 주

161

변에 살고 있는 중국인들에 대한 추가적인 예방 조치가 필요한 상황이다.

경제적 문제

▪ 애플은 2020년 2월 9일까지 중국 본토의 모든 상점과 사무실을 공식적으로 폐쇄했다.

국가별 대응

▪ 호주는 지난 14일 내에 중국을 방문한 모든 외국인에 대한 입국 금지 조치를 내렸다.

▪ 홍콩의 한 의료계 노조는 여전히 중국과의 국경을 개방하고 있는 정부의 결정에 항의하며 2020년 2월 3일자로 파업을 시작했다. 투표는 거의 만장일치였으며 찬성 3,100표에 반대는 10표에 불과했다.

▪ 미국 국방부는 중국에서 대피하는 자국민을 수용하기 위해 3개의 추가 격리 시설에 총 1,000개의 병상을 확충했다.

의료 전문가

▪ 홍콩 대학교의 의료 전문가들은 감염 이후 증상이 나타나기까지의 잠복기로 인해 앞으로 1~2주 안에 중국 전역에서 기하급수적인 확진자, 사망자 증가가 있을 것이라고 추측했다. 이들은 또 〈집단 그리고 개인 차원에서 실질적인 공중보건 개입이 즉시 시행되지 않는 한 중국과 밀접하게 연결되

어 있는 인접 대도시들도 코로나19의 중심지가 될 수 있다〉라고 경고했다.

2020. 2. 2.

통계

- 중국은 14,100명 이상의 확진자와 304명의 사망자가 확인됐다. 24시간 만에 다시 2,000명 이상이 급증한 것이다. 24시간 동안 사망자 수가 53명으로 사상 최대를 기록했다.
- 미국 캘리포니아에서 3명의 확진자가 나왔으며 캘리포니아 내 총 확진자는 11명까지 증가했다.

중국

- 중국에서 코로나 바이러스 확진자를 수용하기 위해 여러 개의 병원 건설 및 개조를 계획하였고 그중 첫 번째 병원은 건설이 시작된 지 8일 만에 완공되었다.

국가별 대응

- 미국은 여행 금지 조치를 시행하고 중국에서 출발한 모든 비행기의 도착지를 미국이 정한 11개의 공항으로 바꾸었다. 그곳에서 최근 14일 이내에 중국을 방문한 모든 중국 국적자와 자국민을 최대 2주간 격리하기로 했다. 또 미국으로 향하는 모든 전 세계 항공편들은 탑승 전 승객들이 철저한 검

역 절차를 밟아야 한다고 지시했다. 중국발 비행기가 도착하는 11개의 미국 공항은 애틀랜타, 시카고 오헤어, 댈러스 포트워스, 디트로이트 메트로, 호놀룰루, 로스앤젤레스, 뉴욕 존 F. 케네디, 뉴어크, 샌프란시스코, 시애틀 터코마, 워싱턴 덜레스이다.

의료 전문가

▪ 『뉴욕 타임스』와의 인터뷰에서 미국 국립 알레르기 및 감염병 연구소의 앤서니 파우치 박사는 이렇게 말했다. 「코로나19는 매우 전염성이 강하며, 틀림없이 팬데믹이 될 것이다. 하지만 그것이 대재앙이 될 것인가? 그건 알 수 없다.」

▪ 전문가들은 국경을 폐쇄한다고 해서 바이러스 확산을 완전히 차단하지는 못할 것이라 했다. 이들은 또 『뉴욕 타임스』를 통해 〈지난 1월 23일 유럽으로 피신한 중국인 중 무려 75%가 공항 검역대를 통과할 때 증상이 없었을 것〉이라고 경고했다.

▪ 전문가들은 『뉴욕 타임스』에서 〈코로나19는 2020년 6월경 종식될 것처럼 보이지만 가을에 2차 사태가 발생할 가능성도 있다. 역사상 주요 유행 독감의 행태가 대부분 그랬다〉라고 언급했다.

2020. 2. 3.

통계

■ 중국의 확진 사례는 이로써 24시간 동안의 증가치 최대 기록을 또 갈아 치우며 17,205건이 되었다. 중국의 사망자 수는 360명에 달했다.

■ 세계적으로 확인된 총 환자 수는 17,374명으로 이 중 361명이 사망했다.

■ 인도는 세 번째 확진자를 확인했다. 인도는 중국인에 대한 비자를 모두 취소하고 중국에서 인도로 들어오는 사람은 15일 동안 격리하기로 했다.

■ 홍콩에서 최초의 코로나 바이러스 사망자가 발생했다. 이는 중국 본토 밖에서 발생한 두 번째 사망자였다.

중국

■ 중국 정부는 공공장소에 사람들이 모이는 것을 막기 위해 여러 지역에서 마작 테이블을 없애기 시작했다. 일부 지역에서는 마작 업소 운영을 금지하기도 했다.

■ 1,000개 병상을 보유한 훠선산 의원이 문을 열었다. 인민해방군에서 1,400명의 의료 요원을 파견하여 운영 관리를 전담하기로 했다. 두 번째 임시 병원인 레이선산 의원은 2월 5일 완공될 예정이다.

■ 중국 상담사들은 코로나 바이러스 관련 스트레스에 대한 건강 지침을 발표했다. 제시된 방법으로는 명상, 서예, 운동, 독서, e스포츠, 노래 부르기 등이 있다. 의료 종사자들의 『뉴욕 타임스』 기고에 따르면 〈주변에 아무도 없는 곳을 찾아 몇 분간 크게 소리치는 것이 도움 된다〉. 또 〈상황이 허락한다면, 당신의 직장에 샌드백이나 펀치백을 놓고 몇 분간 복싱을 하는 것도 도움이 된다〉라고 했다.

■ 우한 의료 당국은 모든 코로나 바이러스 환자에게 전통 한방 기술을 사용하라고 지역 병원에 지시했다.

■ 뇌성마비를 앓고 있던 16세의 소년이 유일한 보호자인 아버지가 격리된 지 일주일 만에 숨진 채 발견되었다. 보도에 따르면 이 소년의 아버지는 격리되면서 정부에 아들을 돌봐 달라고 요청했지만 1주일 동안 두 번의 식사만 배달되었다고 한다.

■ 우한 동물보호협회와 몇몇 다른 지역 자원 봉사자들은 우한에서 1월 25일부터 2월 3일까지 1,000마리 이상의 반려동물들을 구했다고 보고했다. 집에 갈 수 없는 주민들의 반려동물들이었다.

■ 한편, 쑤이창현에서는 모든 주민들에게 반려견을 항상 집안에 둘 것을 명령했다. 밖에서 발견된 개들은 체포 후 말

살 대상이 되었다.

- 우한 지역 주민들은 의료 지원 부족으로 어려움을 겪었다. 이미 병원의 수용 인원은 한계를 넘었고, 코로나 바이러스에 대한 양성 반응이 없으면 입원할 수 없었다. 『뉴욕 타임스』에 따르면 〈진단 자체가 불가능한 상황이며 진단을 받기도 전에 사망하는 사람들도 있다. 이처럼 진단을 받기 전에 사망하는 사람들은 국가에서 발표하는 공식 통계에도 들어가지 않는다는 것이 중요한 사실이다〉.

경제적 문제

- 중국 증시는 7.9% 급락, 중국 위안화 가치도 미화 1달러당 7위안 밑으로 떨어졌다.

- 인도네시아가 중국에서 수입되는 모든 식음료를 일시적으로 막는다고 『방콕 포스트 *Bangkok Post*』가 보도했다.

국가별 대응

- 한국은 중국에서 들어온 모든 사람들을 14일 동안 의무적으로 격리할 것을 발표했다. 수백 곳의 한국 학교들도 바이러스 확산을 막기 위해 일시적으로 문을 닫았다.

- 홍콩의 의료계 종사자들은 중국으로 통하는 모든 국경을 폐쇄하지 않겠다는 정부의 결정에 항의하기 위해 5일간의 파업에 돌입했다. 홍콩은 국경 폐쇄를 14개 국경 중 6개에서

11개로 확대했다.

■ 멕시코에 있는 우버 운전사 중 두 명이 코로나 바이러스 의심 환자와 접촉했다. 이에 따라 우버는 두 운전자에게 배차를 받은 240여 명이 잠재적으로 노출되었다고 보고, 그들의 우버 운행을 중지시켰다.

■ 파키스탄은 우한에서 자국민을 대피시키지 않을 것이라고 발표했다. 나그마나 하스미Naghmana Hashmi 주 중국 파키스탄 대사는 〈파키스탄에는 바이러스 보균자나 감염자를 돌볼 적절한 시설이 없다〉라고 했다.

■ 중국은 바티칸으로부터 60만 개의 마스크를 기증받았다.

■ 미국의 1번 확진자가 15일 만에 퇴원했다. 그는 완전히 회복될 때까지 집에서 자가 격리하라는 명령을 받았다.

의료 전문가

■ 태국 라자비티 병원의 의사들은 독감 치료제인 오셀타미비르Oseltamivir*와 HIV 치료제인 리토나비르Ritonavir, 로피나비르Lopinavir를 혼합하여 환자들을 치료하는 데 성공했다고 보고했다.

■ 중일 우호 병원은 최근 사스와 에볼라를 치료하기 위해

* 상품명인 〈타미플루〉로 잘 알려져 있다. ― 옮긴이주

만들어진 항바이러스제인 렘데시비르Remdesivir의 연구에 자원할 270명의 환자를 모집하기 시작했다.

■ CNBC는 메이요 클리닉 백신 연구 그룹Mayo Clinic Vaccine Research Group의 책임자인 그레고리 폴랜드 Gregory Poland 박사가 〈우리는 사실상 팬데믹 상태에 있다〉 라고 한 언급을 보도했다.

■ 전(前) 미국 식품의약국 국장 스콧 고틀리브는 〈앞으로 2~3주 안에 미국에서 2차 확산이 시작돼 힘겨운 한 달이 될 것〉이라고 예측했다.

■ 연구 결과, 코로나19는 사스 코로나 바이러스와 가까운 친척인 것으로 나타났다. 이 연구들은 또한 코로나19가 박쥐 에서 시작되었을 가능성이 높다는 것을 시사한다. 하지만, 과 학자들은 박쥐가 인간에게 직접 질병을 옮기지 않았고 대신 중간 매개가 있을 것이라고 추측하며, 이를 찾는 연구를 하고 있다.

■ 사우샘프턴 대학교는 방콕, 홍콩, 타이베이 등이 코로나 19 발병 위험이 가장 높은 지역이라고 했다. 가장 위험한 국 가로는 태국과 일본이 꼽혔다. 미국은 국가 중에서는 위험 순 위 6위이며, 뉴욕이 30개 도시 중 16위를 차지했다.

2020. 2. 4.

통계

- 중국은 총 20,438명으로 확진자가 다시 한번 크게 증가했다. 중국 내 사망자는 425명으로 늘었고, 2,788명의 환자가 위독한 상태이다. 또 중국은 171,329명을 관찰 중이며, 의심 환자는 23,214명이라고 발표했다. 긍정적인 것은 632명의 중국 환자가 회복되었다는 사실이다.

- 캐나다는 다섯 번째 확진 사례를 발표했다. 가장 최근의 환자는 중국에 간 적이 없지만 우한에서 온 가족들과 시간을 보낸 것으로 확인됐다.

- 최연소 확진자가 발생했다. 태어난 지 겨우 한 달밖에 안 된 이 여자아이는 아직 생후 1년이 되지 않은 다른 7명의 확진자 아기들과 함께 치료를 받고 있다.

- 홍콩은 중국을 방문하지 않았고 감염된 환자와 접촉한 적도 없는 2명의 새로운 확진자를 보고하였다. 이 중 한 명은 증상을 보인 뒤에도 적어도 며칠 동안 가우룽의 한 옷 가게에서 일한 것으로 파악됐다.

- 말레이시아의 첫 번째 바이러스 감염자는 싱가포르에서 열린 회의에서 감염되었다. 말레이시아는 50만 쌍의 위생 장갑을 중국에 기증했다.

■ 태국 내의 확진자는 25명으로 급증했으며, 그중 4명이 태국인이다. 태국인 감염자 중 두 명은 중국인 여행객들과 접촉한 택시 운전사였다.

■ 벨기에가 첫 번째 감염 사례를 발표하여 전체 감염 국가는 28개가 되었다.

■ 싱가포르의 감염 건수는 24건으로 증가했다.

중국

■ 중국 후베이 적십자사(HRCS)는 우한에 있는 병원에 필요한 의약품과 원조를 제공하지 않았다며 비난을 받았다. 중국 당국은 적십자사 최고 관리자 중 3명을 처벌함으로써 이러한 사실을 인정하는 것으로 보였다.

■ 며칠 전에 1차 임시 응급 병원이 문을 열고 곧 2차 임시 응급 병원이 문을 열 예정임에도 불구하고, 우한은 여전히 환자를 수용할 병상이 부족하다. 우한은 기존 건물을 임시 병원으로 전환하는 방법을 사용해 3,800여 개의 병상을 추가로 확보하도록 했다.

■ 우한에 위치한 일부 맥도날드는 영업을 계속했다. 고객들은 주문을 하기 전에 체온 측정을 통해 검역을 통과해야 한다고 밝혔다.

경제적 문제

■ 세계에서 가장 큰 도박 지역인 마카오가 2주 동안 모든 카지노를 폐쇄했다. 이로 인해 마카오와 중국 본토의 수입에 차질이 생길 것으로 예상되었다.

■ 한국 현대 자동차는 중국으로부터 들어오는 부품 부족으로 인해 생산을 중단해야 했다.

■ 세계 시장은 코로나 바이러스 공포로부터 조금씩 회복되기 시작했다. 다우, 나스닥, 스탠더드 앤드 푸어스 500 지수도 각각 1.3%씩 상승했다. 상하이 종합지수는 9.3%의 폭락을 기록해 이전보다 1.3% 하락폭이 컸다.

■ 미국은 2대의 비행기로 중국에 사는 자국민을 추가 대피시켰다. 중국에서 미국으로 돌아온 사람들은 미국에 도착한 후 14일 동안 격리된다.

국가별 대응

■ 호주 당국은 중국에서 들어온 약 70명의 학생들을 구금했다. 이 학생들은 호주의 여러 대학교에서 입학 허가를 받았으나 비자 발급이 중단된 이들이었다.

■ 호주 시드니 대학교에서 약 4,000명의 학생들이 개강을 2주 늦추자고 학교에 청원했다.

■ 대만은 지난 14일 이내에 중국을 방문한 모든 여행객을

입국 금지한다는 계획을 발표했다.

- 러시아는 확진자를 시베리아에 격리하겠다고 발표했다.

- 거의 모든 다른 나라들과 반대되는 조치로, 파키스탄은 중국발 비행기를 허가하면서 그들의 국경을 다시 개방했다.

- 다이아몬드 프린세스호의 탑승객 중 하나가 양성 반응을 보여 크루즈선 전체가 일본 항구에 격리되었다. 모든 승무원들과 승객들은 바이러스 검사를 받고 있다. 이날까지 이미 10명의 승객들이 양성 반응을 보였다. 한편, 로열 캐리비안은 크루즈선 8척의 항해를 취소했다.

- 일부 유럽 국가들은 중국으로의 선박 운항을 중단하기 시작했다.

- 미국의 풀브라이트 교육 프로그램은 중국 프로그램을 중단하고 중국에 있는 모든 학생들을 대피시키라는 명령을 내렸다.

의료 전문가

- 존스 홉킨스의 아메시 아달자Amesh Adalja 박사는 CNBC에서 코로나19 사태가 오랫동안 지속될 것이라고 말했다.「계절성 호흡기 바이러스의 일종이 될 것이다.」그는 또한 올해 발병 상황이 곧 팬데믹 수준에 이를 것이라고 예측했다.

■ 일본 홋카이도 대학교의 바이러스 질환 전문가인 니시우라 히로시Nishiura Hiroshi는 기자들에게 이 코로나 바이러스는 〈실질적인 팬데믹이 될 잠재력이 있다〉고 말했다.

『워싱턴 포스트』에 따르면 니시우라는 확진자가 현재 확진자는 2만5천 명 미만이지만, 10만 명에 이를 것으로 추정했다. 한편 다행히도 전체 사망률은 실제로 〈0.3~0.6%〉에 불과할 수도 있다고 했다. 하지만 이는 미국의 연간 독감 사망률 0.01~0.02%보다 훨씬 높은 수준이다.

■ 『워싱턴 포스트』는 존스 홉킨스 대학교의 로렌 사워Lauren Sauer 교수의 말을 인용했다. 「우리(미국)는 〈완치〉의 정의를 모르는 것 같다. 세계적으로 사람들이 〈완치〉라는 말을 어떻게 사용하고 있는지를 제대로 이해하지 못하고 있다.」 다른 전문가들도 사워의 이런 평가에 동의했다. 그들은 확진자들이 장기간 입원하여 제대로 치료받아야 한다고 경고했다.

치료 성과

■ 미국 식품의약국은 이 바이러스에 대한 새로운 진단 키트를 승인했다. 이 진단 키트는 잠재 환자를 조금 더 빨리 진단할 수 있게 할 것이다.

2020. 2. 5.

통계

- 코로나19 사태 최악의 날이다. 중국에서 확인된 확진자 수는 거의 3,900명 증가한 24,324명이었다. 사망자도 425명에서 490명으로 급격하게 증가했고 전 세계 사망자 수는 492명으로 늘어났다. 감염 의심자로 관찰을 받고 있는 사람들의 수는 252,154명으로 늘어났다.

- 중국의 의료 전문가들은 전체 코로나 바이러스 사망자의 약 67%가 남성이라고 말했다. 사망한 환자의 80%가량이 60세를 넘었고, 이들 중 대다수가 기저 질환이 있는 사람들이었다.

- 확진 판정이 18건에서 21건으로 늘어난 후 홍콩은 중국 본토에서 온 모든 관광객을 14일간 격리하기로 했다.

- 일본에서 33건의 확진 사례가 확인되었다. 도쿄 올림픽·패럴림픽 조직 위원회는 이번 발병이 2020년 올림픽을 망칠 것이라고 우려의 목소리를 냈다.

- 호주, 한국, 미국은 각각 한 건씩 새로운 사례를 보고하였다.

- 또 다른 아기가 바이러스 확진을 받았다. 세계 최연소 코로나 바이러스 환자인 이 신생아는 자궁 밖으로 나온 지 30시

간 만에 확진 판정을 받았다. 아기의 엄마도 바이러스에 감염돼, 바이러스가 모체-신생아 수직 감염을 일으킬 수 있는지 우려할 만한 사례이다.

■ 미국 정부는 중국으로부터 입국한 9명의 관광객을 11개의 지정된 미국 입국 공항 중 한 곳에 48시간 동안 격리했다고 발표했다.

중국

■ 중국 국가위생건강위원회는 감염병 유행이 6주 정도 내에 종식되어야 한다고 발표했다.

경제적 문제

■ 미국 일리노이주에 있는 월마트가 〈주의! 나는 코로나바이러스 감염자다〉라는 팻말을 든 남성 2명에 의해 피해를 입었다. 이들 중 한 명은 마스크를 쓰고 7,300달러 상당의 물건에 리솔을 뿌렸다.

■ 유나이티드 항공과 아메리칸 항공은 홍콩행 비행편을 모두 중단했다. 홍콩의 항공사 캐세이퍼시픽은 전 직원들에게 자발적으로 3주간의 무급 휴가를 신청하도록 했다.

■ UPS 조종사 노조는 원하는 조종사만 중국행 항공편 조종을 할 수 있도록 하는 협약을 체결했다. 중국행 비행을 원치 않는 조종사는 조종을 강요받지 않으며 비행을 가지 않더

라도 징계 대상이 되지 않는다는 내용의 협약이다.

대피

■ 중국에서 대피해 온 미국인들은 활주로 위, 비행기 안에서 2시간 동안 대기하였고, 승객들은 이 중에 있을 수 있는 감염자에게 장기간 노출될 수 있다며 걱정했다. 비행기에 탑승했던 한 여성은 『워싱턴 포스트』에 〈너무 혼란스러웠고, 지금 무슨 짓을 하고 있는지 모르겠다〉라고 하소연했다.

국가별 대응

■ 상하이는 3월 1일까지 휴교를 연장했다. 홍콩의 학교들은 3월 3일까지 휴교를 결정했다. 마카오는 무기한 휴교령을 내렸다.

■ 대만은 모든 중국 본토 시민을 입국 금지하고 중국을 전염병 지역으로 선언했다.

■ 오스트리아에서는 코로나 바이러스 의심 환자인 한 여성이 허가 없이 병원을 나갔다. 현지 사법 당국은 이날 늦게 그녀를 발견했고, 감염병 예방법 및 공공질서 위반 혐의로 그녀를 강제 격리시켰다.

■ 홍콩의 의료진은 파업을 계속하기로 했다. 14일 동안 중국 관광객을 격리 조치 했지만 홍콩은 여전히 중국에 대해 3개 항구가 열려 있고, 파업자들은 모든 국경을 완전히 폐쇄

할 것을 요구했다.

■ 빌 앤드 멜린다 게이츠 재단The Bill & Melinda Gates Foundation은 코로나19의 치료, 격리 및 진단 방법 개선을 위해 1억 달러를 기부하기로 결정했다.

의료 전문가

■ 존스 홉킨스 대학교 보건 안전 센터의 감염병 학자 제니퍼 누조Jennifer Nuzzo는 여행 금지와 국경 폐쇄는 바이러스가 퍼지는 것을 막지 못할 것이라고 미국 국회의원들에게 경고했다. 누조는 CNBC를 통해 〈이 정도 규모의 바이러스에 대해 이야기할 때 그 정도의 조치로 종식되는 사례는 본 적이 없다〉면서 〈코로나19의 이동은 매우 빠르다. 증상도 흔한 질병처럼 보이기 때문에 발견하기도 어렵다〉라고 설명했다.

■ 인공지능 시뮬레이션이 2020년 3월 12일까지 25억 명이 감염, 5,290만 명이 사망할 수 있다는 충격적인 예측을 내놓았다. 『포브스Forbes』에 따르면, 다행히 많은 의료 전문가들이 이 최악의 시나리오대로 되지 않을 거라고 믿고 있다. 그들은 바이러스가 계속해서 약해질 것이라고 예측했는데, 이는 수백만 명이 병에 걸리더라도 대부분은 죽지 않을 것이라는 것을 의미한다. 게다가 바이러스에 대한 뉴스가 보도된 이후 사람들의 행동도 바뀌었고, 이런 변화는 사망자를 크게

줄일 것이라고 했다.

■ 세계보건기구는 〈코로나19에 대한 효과적인 치료법은 아직 없다〉라고 경고하는 성명을 발표했다.

■ 미국 질병통제예방센터는 진단 키트를 각 주(州) 연구소로 보내기 시작했고 약 100개의 연구소에서 전국적으로 1,400~1,600명의 진단이 가능해졌다.

2020. 2. 6.

통계

■ 중국은 거의 3,700명의 새로운 확진자와 73명의 새로운 사망자가 나왔다고 발표했다. 이는 또 한 번 놀라운 증가세다. 확인된 확진자 수는 28,018명이며 563명이 사망했다.

■ 베트남의 코로나 바이러스 감염 사례는 12건으로 증가했다. 영국은 세 번째 사례를 발표했다. 독일에선 13번째, 싱가포르는 30번째 확진자가 나왔다.

크루즈선

■ 다이아몬드 프린세스호는 오전 발표를 통해 총 10명의 탑승자가 추가로 감염되었고 이로써 총 20명의 확진자가 나왔다고 발표했다. 모든 확진자가 이미 하선한 한 명의 탑승자와 관련이 있는데, 그 탑승자는 하선 전에 어떤 증상도 보이

지 않았다. 이 발표 시점까지 102개의 검사 결과만 나왔으며, 검사한 사람들의 확진율은 20%에 육박했다. 확진자 중 15%는 미국인이었다.

▪ 격리된 다이아몬드 프린세스호의 확진자는 이날 저녁 61명으로 증가했다. 273개의 검사 결과가 나온 상태고, 확진율은 22.3%가 되었다.

취소된 행사

▪ 미국 국립 심포니 오케스트라는 중국에서의 모든 공연을 취소했다.

▪ 아트 바젤 홍콩은 연례행사를 취소했다.

중국

▪ 중국은 시민들이 바이러스에 관한 무분별한 정보를 게시할 수 있도록 한 소셜 미디어 플랫폼과 앱에 대해 벌금을 부과했다.

▪ 코로나 바이러스에 대해 공개적으로 경고했던 34세의 우한 의사 리원량은 중국 정부가 그를 〈허위 사실 유포〉 혐의로 구금한 지 6주도 안 되어 사망했다.

▪ 중국 유명 시민 기자 천추시의 가족들은 그가 실종되었다고 신고했다. 천은 지난 1월 24일부터 공개적으로 우한 지역 상황을 보고해 왔다.

■ 중국의 쑨춘란Sun Chunlan 부총리는 이번 사태로 인해 중국은 〈전시(戰時)와 같은 상황〉에 처했으며, 〈이탈자는 없어야 하고, 만약 있다면 그들은 영원히 역사적 수치심을 맛볼 것〉이라고 말했다.

■ 쑨 부총리의 연설은 코로나 바이러스를 억제하기 위한 정부의 진화 정책을 설명한 것이었다. 우한의 모든 가택 수색이 명령되었고, 발열을 포함해 의심 증상이 하나라도 있는 사람들은 격리소로 들어갈 수밖에 없었다.

주민들은 정부에서 제공하는 의료 서비스의 수준은 정말 최소한이거나 아예 없을 수도 있다고 우려를 표명했다. 그럼에도 불구하고 쑨 부총리는 방문 검역을 하는 사람들에게 〈완전히 원천을 봉쇄해야 한다. 놓치지 말고 잘 감시하라〉라고 지시했다.

■ 홍콩 중문 대학교 중국학 센터의 윌리 워랩 램Willy Wo-Lap Lam 부교수는 쑨 부총리의 지시에 대해 〈의약품 공급이 충분하지 않아 현재 중국의 상황은 인도주의적 재난에 가깝다. 우한 사람들은 도움 없이 버려진 것이나 다름없다〉라고 말했다.

■ 시진핑 국가 주석은 이번 사태를 〈인민 전쟁〉으로 규정했다.

경제적 문제

- 중국의 한 자동차 공장은 마스크를 만들기 위해 공장 전체를 개조하기 시작했다. 이 공장은 매일 170만 개의 마스크를 만들 수 있도록 설계되었다.

- 홍콩에서는 화장지가 부족할 것이라는 루머가 돌면서 엄청난 사재기가 이어졌다.

국가별 대응

- 사우디아라비아는 국민들의 중국 여행을 금지했다. 여행하다 적발되면 사우디아라비아로의 재입국이 금지된다.

- 대만은 중국이 자치 섬의 확진자 수를 세계보건기구에 잘못 보고했다고 주장했다.

- 일본은 일본 항구에 들어오는 크루즈선 웨스테르담호에 탑승한 모든 외국인을 하선 금지시켰다.

- 루마니아와 프랑스는 독감 유행을 선언했다.

- 미국의 명예 훼손 방지 연맹Anti-Defamation League은 반유대주의자 단체를 포함해 극단주의 단체가 퍼뜨리고 있는 음모론을 언급하며 그런 단체들이 〈유대인이 코로나 바이러스에 책임이 있으며 홀로코스트는 과거 비슷한 바이러스의 종식을 위해 행해진 것〉이라는 말도 안 되는 주장을 하고 있다고 전했다.

■ 미국은 11개의 군사 기지에 격리된 시민들을 수용하는 계획을 발표했다.

의료 전문가

■ 중국 베이징 연합 의과대학 총장이자 중국 공정원 부원장인 왕첸Wahng Chen은 전날 다른 현지 전문가가 제기한 주장에 반박했다. 왕 총장은 봉쇄 기간을 추측하는 것은 너무 이르며, 실제로 얼마나 많은 사람들이 감염되었는지 알 길이 없다고도 말했다.

■ 2003년 사스를 발견한 연구팀의 리더인 위엔퀵영Yuen Kwokyung 교수는 홍콩에서 2019-nCoV ARD 사태는 지역사회 유행으로 발전했다고 말했다.

■ 미국에 본사를 둔 길리드 사이언스 사는 중국에 무료 의약품을 지원했다. 여기에는 아직 식품의약국 승인을 받지 않은 길리드 사의 에볼라 치료제 렘데시비르Remdesivir도 포함됐다. 중국의 의료 전문가들은 이 치료제를 시험하기 위해 761명의 코로나 바이러스 환자를 모집했다. 한편 중국의 연구진이 렘데시비르 특허를 출원해, 양국 간 기술 및 지적 재산권 갈등이 우려되고 있다.

2020. 2. 7.

통계

- 중국의 코로나19 증가세는 여전했다. 확진자 수는 31,161명으로 늘어났고 사망자 수는 636명에 달했다. 전 세계 사망자는 638명이 되었다.

- 새로운 보고서를 통해 코로나 바이러스가 병원 내에서 급속히 확산되고 있다는 사실이 발견되었다. 우한 지역 환자 138명 중 41%가 병원 내에서 감염됐다(의료진 40명, 기타 질환 환자 17명). 이 환자들의 사망률은 4.2%나 되었다.

- 싱가포르의 확진 건수는 33건으로 증가했다.

크루즈선

- 격리된 다이아몬드 프린세스호의 확진자 수가 업데이트 되었다. 확진자 수가 64명으로 늘었고, 이 중 63명의 국적도 발표되었다. 약 44%가 일본인이며, 미국인의 비율은 약 20%로 증가했다.

63명은 일본(28명), 미국(13명), 호주(7명), 캐나다(7명), 홍콩(3명), 아르헨티나(1명), 영국(1명), 뉴질랜드(1명), 대만(1명), 필리핀(1명) 등 10개국에서 왔다.

- 몇몇 국가들이 입항 요청을 거절함에 따라 웨스테르담호의 상황은 악화되었다. 2,000명이 넘는 승객을 태운 웨스

테르담호는 말 그대로 〈바다에 버려졌다〉. 지금까지 필리핀, 대만, 일본, 그리고 한국이 웨스테르담호의 입항을 거절했다.

■ 세 번째 크루즈선인 월드 드림호는 홍콩 근처에서 계속 격리되어 있다. 지난 1월 24일 이 배에서 하선한 3명의 승객들이 확진 판정을 받자 현재 타고 있는 3,800명의 승객들이 진단을 기다리는 상황이다.

■ 네 번째 크루즈선인 〈앤섬 오브 더 시〉호가 뉴욕시에서 15마일 떨어진 곳에 정박했다. 승객 4명이 코로나 바이러스 검사를 위해 뉴저지 병원으로 이송됐다.

■ 한편 〈앤섬 오브 더 시〉호를 운영하는 로열 캐리비안은 중국, 마카오 또는 홍콩 여권을 소지한 모든 승객에 대한 입선 금지를 시행했다. 지난 15일 동안 중국, 마카오, 홍콩 중 어느 나라든 방문했던 사람들과 이들과 밀접하게 접촉한(로열 캐리비안 규정에 의하면 약 2미터 이내) 사람들 모두를 입선 금지시켰다.

■ 노르웨이 크루즈 또한 엄격한 기준을 적용했는데 지난 30일 이내에 중국, 마카오 또는 홍콩에 있었던 사람들과 이 세 나라의 여권을 소지한 모든 승객을 금지한다고 밝혔다.

중국

■ 『워싱턴 포스트』에 따르면 중국 푸젠성 출신의 한 남성

이 자신의 우한 방문을 숨겨 〈공공 안전을 위협〉한 혐의를 받고 있다. 이 남성은 이틀 동안 정부의 자가 격리 규정을 무시하고 약 4,000명의 사람들과 접촉하였다. 그리고 곧 확진 판정을 받았다.

■ 의사 리원량의 사망으로 수백만의 중국인들이 각종 소셜 미디어에 해시태그 #WeDemandFreedomOfSpeech를 달며 정부에 대한 분노를 표출했다. 게시물들은 정부의 검열에 의해 빠르게 삭제되었지만, 일부 언론은 이것이 천안문 광장 사건 이후 분노한 중국 시민들의 가장 큰 봉기일 수도 있다고 보도했다.

경제적 문제

■ 중국 식품 공급업체들은 격리된 우한 주민들이 생계를 유지하기에 충분한 식료품을 제공하기 위해 생산을 강화하고 있다.

■ 한국의 마스크 제조업체 웰킵스는 3주 만에 10년치 주문을 받았다고 보도했다. 한국 정부는 긴급 수급 조정 조치를 위반하거나 매점매석을 하면 2년 이하의 징역이나 5천만 원 이하의 벌금에 처한다고 밝혔다.

■ 중국 정부는 후베이성 외 모든 지방에 업무 재개 준비를 시작하라고 전했다.

■ 세계보건기구는 모든 국가에 〈개인 보호 장비의 지속적인 부족〉이 예상된다고 경고했다.

■ 베트남, 인도네시아, 발리, 미얀마 및 호주와 같은 국가들은 심각해지는 공급 문제와 관광 수입 문제를 연일 보도했다.

■ 호주의 대학들은 출석이 어려운 10만 명의 중국 학생들로 인해 21억 달러의 수익 손실을 입었다. 미국도 비슷한 상황에 직면했다.

■ 미국 전역의 중국 음식점들은 이 식당들이 코로나 바이러스와 관련이 있다는 증거가 없는데도 불구하고 매출이 감소했다고 보고했다.

■ 디즈니는 1억 7천5백만 달러의 손실을 예상했다. 패션회사 태피스트리의 예상 손실은 2억 5천만 달러에 달했고 캐나다 구스는 5억 160만 캐나다 달러의 손실을 예상했다.

■ 다우 지수는 300포인트(1%) 하락했다.

■ 도요타, 푸조 시트로엥 그룹, BMW 등 중국에 위치한 수많은 자동차 공장이 공장 재가동 시기를 1주일 더 늦추었다.

대피

■ 우한에서 이송된 캐나다인, 미국인을 태운 항공기가 해당 국가에 도착했다.

바이러스 증상

■ 바이러스가 환자에게 어떤 영향을 미치는지에 대한 새로운 정보가 발표되었다. 첫 증상의 발현부터 증상이 심화되기까지의 평균 시간은 다음과 같다.

5일차 – 숨이 참

7일차 – 입원

8일차 – 호흡 곤란

국가별 대응

■ 중국과 국경을 맞대고 있는 러시아 하바롭스크에서는 대중교통을 이용하거나 쇼핑 등을 할 때에는 항상 마스크를 착용하라고 모든 주민에게 권고했다.

■ 미국은 코로나19와 사투를 벌이고 있는 중국과 다른 국가들을 위해 1억 달러의 원조를 약속했다.

■ 홍콩의 의료진은 파업을 끝내기로 했다.

기타

■ 64개국에서 온 약 6,000쌍의 커플들이 세계평화통일가정연합이 주관하는 한국에서의 국제 합동 축복 결혼식에 참여하기 위해 모였다. 사람이 많이 모이는 큰 행사는 취소하라는 정부의 조치를 무시한 행사였다.

2020. 2. 8.

통계

■ 중국의 확진 사례는 34,546건으로 증가했으며 사망자수는 722명에 달했다. 우한에서 첫 미국인 사망자가 나왔다. 전 세계 사망자는 724명이다.

■ 우한에서 최초의 일본인 사망자가 발생했다. 반박 증거가 계속 나오고 있지만 중국 정부는 공식적인 사망 원인을 바이러스성 폐렴이라고 규정했다. 이 때문에 중국 당국자들이 통계를 조작하고 있다는 우려가 더 커졌다.

■ 프랑스는 5명의 새로운 확진자가 나와 총 확진자 수가 11명이 되었다. 감염 확산 우려로 1주일 이상 휴교한 학교가 2곳이 되었다.

■ 캐나다는 국내 7번째 확진자를 발표했다. 싱가포르는 7건의 새로운 사례를 발표해 확진자 수가 40명을 기록했다.

중국

■ 중국 정부는 이 바이러스에 〈신종 코로나 바이러스 폐렴(NCP, Novel Coronavirus Pneumonia)〉이라는 새로운 명칭을 부여했다.

■ 항저우시에서는 격리를 피하기 위해 해열제를 먹는 사람들을 잡기 위해 모든 감기, 독감 치료약의 판매를 금지

했다.

■ 저장성에서는 각 가구 구성원의 출입 빈도를 제한하고, 외출 시 별도의 외출증을 발급받는 등의 제한을 두었다.

■ 우한의 2차 임시 응급 병원인 레이선산 의원이 환자를 받기 시작했다. 다른 시설에 있던 환자들은 새로 확충된 1,500개의 병상으로 이송되었다.

■ 싱가포르 당국은 코로나 바이러스에 대해 가짜 뉴스를 퍼뜨리는 사람에게 엄한 처벌을 내리기로 했다. 또한 베이징의 사법 국장은 〈공공장소에서 마스크를 착용하지 않거나 증상을 보고하지 않는 등의 혐의〉에 대해 다음과 같은 성명을 발표했다.

「위험한 방법으로 공공의 안전을 위태롭게 한 자들은 가벼운 범죄의 경우 3년 이하의 징역, 무거운 범죄의 경우 10년 이상의 중형이나 무기징역, 심지어 사형까지 선고받을 수 있다.」

크루즈선

■ 또 다른 크루즈선 〈스피릿 오브 디스커버리〉호가 다음 예정된 항구에 정박하는 것이 불가능해졌다. 영국령 지브롤터는 노로 바이러스 의심 환자 89명에게 다음 항구로 이동하라고 말했다.

■ 뉴저지에 있는 〈앤섬 오브 더 시〉호에서 하선한 승객 4명은 모두 음성 판정을 받았다.

2020. 2. 9.

통계

■ 코로나19로 인한 사망자 수는 813명(중국에서 811명)에 달해 2012~2013년 사스 사망자를 불과 30일 만에 넘어섰다. 사스의 전 세계 사망자는 774명이었다. 중국의 확진자 수는 37,198명으로 늘었다.

■ 한국, 독일, 영국, 스페인에서도 확진자가 증가했다.

■ 후베이의 병원들에는 필요한 마스크 수량의 80%만이 공급되었고, 그 결과 우한 정신건강센터에서만 80건의 신규 감염자(환자 50명, 의료진 30명)가 발생했다.

크루즈선

■ 홍콩은 수천 명의 탑승객들이 코로나 바이러스에 대한 음성 판정을 받고서야 월드 드림호의 하선을 허용했다. 이 크루즈선은 검사가 진행되는 동안 4일간 격리되었다.

■ 14명의 미국인을 포함한 총 70명의 다이아몬드 프린세스호 탑승객이 감염된 것으로 확인되었다. 한편 크루즈선 운영사는 격리된 배에 타고 있는 모든 탑승객에게 전액 환불해

줄 것이며, 추가적인 비용 또한 청구하지 않을 것이라고 밝혔다. 또한 이후 크루즈 여행에 이용할 수 있는 적립금도 지급할 것이라고 밝혔다.

취소된 행사

▪ 아마존을 포함한 여러 기업들은 바르셀로나에서 열릴 세계 이동통신 박람회에 불참하겠다고 통보했다.

중국

▪ 중국 정부는 코로나19 억제 정책으로 100억 달러를 지출하겠다는 계획을 발표했다.

▪ 에이미 친 『뉴욕 타임스』 기자는 바이러스에 감염된 가족 3대에 대한 기사를 다뤘다. 가족 중 5명이 감염되었음에도 불구하고, 그들은 어떤 병원에도 갈 수 없었다.

아버지가 집에서 숨을 거뒀고, 딸의 표현에 의하면 정부 관계자들은 그의 시신을 〈죽은 개, 돼지〉처럼 처리했다고 한다. 가족들은 그의 유골이 어디에 있는지, 그들이 장례식을 치를 수 있을지 알지 못한다고 했다. 확진 판정을 받은 다른 두 명은 또 다른 두 명의 가족을 남겨둔 채 긴급 대피소로 옮겨졌다. 대피소는 춥고 사생활이 없고 욕실 사용이 제한된다고 했다. 전기 장판이 설치된 매트리스, 무료 의약품과 식사가 제공된다고 알려졌다.

■ 1월 말, 9명의 가족이 함께 찌개를 먹다 모두 바이러스에 감염되는 사례가 발생했다. 감염된 가족 구성원은 24세부터 91세까지 다양하며 2월 9일을 기준으로 식사 자리에 있었던 다른 10명은 음성 판정을 받은 것으로 나타났다. 이 9명의 가족 구성원은 다행히 모두 치료를 받을 수 있었다.

■ 24명 이상의 중국 전문가와 학자들은 헌법에 보장된 언론의 자유를 존중할 것을 촉구하는 청원서를 정부에 제출했다. 다른 온라인 청원서에는 약 1,000명이 서명하였다.

■ 후베이성 내에 있는 팡현(縣)은 열 보고에 대한 현금 보상을 제공하기 시작했다. 자기 자신의 발열을 보고하면 1천 위안, 다른 사람의 발열을 보고하면 5백 위안을 받을 수 있다.

■ 『차이나 데일리』는 바이러스의 공중 전염이 확인되었다고 보도했다. 숨쉬는 것만으로는 바이러스 전염이 어렵고 직접적인 공기 전달(재채기나 기침을 할 때 환자와 가까이 있는 것 등)로만 전염이 된다는 기존 연구와는 상반된 주장이다. 중국 보건 관계자들은 기침과 재채기로 인한 비말이 공기 중에서 훨씬 더 멀리 갈 수 있으며, 이전에 생각했던 것보다 바이러스가 훨씬 더 오래 생존할 수 있다고 말했다.

국가별 대응

■ 세계보건기구가 중국에 조사단을 파견했다.

■ 홍콩은 160명을 대상으로 격리 명령을 내렸다. 이 명령을 위반하면 최대 6개월의 징역형을 받게 된다.

2020. 2. 10.

통계

■ 중국 내 환자 수는 현지 시간 기준 40,171명으로 증가했다. 사망자는 908명(전 세계 910명)까지 급증했다. 24시간 동안 사망자는 97명 증가했고, 새롭게 확인된 확진자는 3,062명이었다. 이 중에서 91명의 사망자와 2,618명의 확진자가 후베이성에서 발생했다.

■ 미국은 13번째 사례를 발표했다. 우한에서 온 피난민 중한 명이었다. 질병통제예방센터는 당초 이 환자를 감염되지 않은 것으로 보고했으나 이틀 뒤 양성 반응이 나왔다. 이틀 동안 환자는 입원하여 격리된 것이 아니라 격리 시설에서 생활했던 것으로 확인되었다.

■ ABC 뉴스는 세계보건기구의 최신 코로나19 통계를 보도했다. 80%는 가벼운 증상만 있고, 15%는 입원, 3~5%는 집중 치료를 받아야 했으며, 약 2%는 사망했다.

■ 중국은 바이러스에 감염된 사람과 밀접하게 접촉한 것으로 의심되는 사람이 42만 8천명이라고 보고했다. 이 중

18만 8천 명은 의학적 감시를 받고 있다.

- 영국의 확진자 수는 두 배로 증가하여 8명이 되었다.

크루즈선

- 다이아몬드 프린세스호는 66건의 추가 확진 사례를 발표하여 총 135명의 확진자를 기록했다. 그중 미국인이 20명 (15%)을 차지했다. 이번 업데이트는 101건의 새로운 진단의 결과로, 크루즈선 내부의 대다수가 이미 감염됐을 것이라는 우려를 낳고 있다.

중국

- 중국 정부는 후베이성의 최고위급 보건 위원회 간부 2명을 해고했다.

- 중국은 우한에서 더 강력한 규제를 시행했다. 한 가구당 이틀에 한 명씩만 집 밖으로 나가 물자를 구할 수 있었는데, 3일에 한 명씩 나갈 수 있도록 규제가 심화되었다.

- 중국 정부는 바이러스 확산을 막기 위해 모든 주거 지역을 봉쇄하고 격리할 것이라고 선언했다.

- 중국의 간호사들은 바이러스에 노출된 모발을 통해 코로나19가 전파될 수 있다며 머리를 자르기 시작했다.

국가별 대응

- 도널드 트럼프 미국 대통령은 이날 뉴햄프셔 집회 참석

자들에게 〈시진핑 주석에 따르면 4월이면 바이러스가 종식될 것〉이라고 장담했다. 전 세계 과학자들은 아직 바이러스에 대한 알려지지 않은 것이 많고 변수가 많기 때문에 이 주장은 믿을 수 없다고 강력히 경고했다.

■ 온라인 매체 「홍콩 자유 언론Hong Kong Free Press」은 두 명의 확진자가 나온 건물 전체가 격리되었다고 보도했다. 주민들은 10개 층에서 살고 있지만 바닥에 물이 새면서 바이러스가 물, 특히 하수도를 통해 전염되는 것 아니냐는 우려가 제기됐다.

■ 영국 정부는 이 바이러스를 〈눈앞에 닥친 심각한 위협〉이라며 새로운 대책을 제정했다. 영국인이 이 바이러스에 감염된 것으로 진단되면, 누구나 격리되거나 억류될 수 있다는 내용이다.

의료 전문가

■ 전문가들은 잠복기가 최대 24일이라는 중국 연구에 대해 논의했다. 에드셀 살바나Edsel Salvana 박사는 트위터를 통해 〈만약 그런 경우가 있었다면 그 사례는 예외일 가능성이 크다〉라고 말했다. 이 연구에서 바이러스는 공기 중에서, 오염된 표면과의 접촉을 통해서, 타액, 소변, 배설물을 통해서 전염된다고 말했다.

2020. 2. 11.

통계

- 확인된 전 세계 확진자 수는 44,138명이며 사망자는 24시간 동안 1,107명(후베이성에서 1,068명)으로 증가했다.

- 아랍에미리트는 8번째 확진자를 발표했다. 베트남은 15번째 확진자(3개월 된 아기)를 확인했고 독일은 2건(총 16건)을 추가로 발표했다.

- 새로 추가된 확진자는 중국 본토를 제외하면 홍콩(49명), 싱가포르(45명), 태국(32명)에서 가장 많았다.

크루즈선

- 다이아몬드 프린세스호는 확진자가 또 크게 증가하여 총 174명이 되었다. 일본 보건 당국자도 크루즈선에 방문한 뒤 코로나19에 감염된 것으로 밝혀졌다. 모든 보건 관계자들은 보호복을 입고 있었던 것으로 나타났는데 감염이 어떻게 이루어졌는지는 분명하지 않다.

- 태국 정부가 배를 계속 이동시키라고 지시함에 따라, 크루즈선 웨스테르담호는 5번째로 입항이 거부되었다. 현재까지 웨스테르담호에서 코로나 바이러스의 감염 사례는 발견되지 않았다.

- 다이아몬드 프린세스호의 내부 고발자는 『워싱턴 포스

트』를 통해 크루즈선의 직원들은 탑승객들처럼 격리되어 있지 않다고 말했다. 그들은 매일 아침 6시 15분에 업무를 시작해 퇴근 시간까지 일을 하고 있다. 그들은 여전히 같은 숙소에서 잠을 자고, 같은 식당에서 식사를 하고, 화장실과 접시를 함께 쓰고 있다는 것이다. 몇 명의 직원들은 이미 양성 판정을 받았는데도 불구하고 왜 자신이 격리되지 않는지 의아해하고 있었다.

중국

■ 약 1억 명의 이주 노동자들이 중국으로 돌아가기 시작했다.

■ 중국 격리 시설에 격리된 환자들은 보호복을 입은 간호사와 함께 음악에 맞춰 춤을 추도록 권장되었다. 격리된 환자들에게 최소한의 필요한 운동을 시키고 약간의 스트레스를 없애기 위한 것이었다.

■ 정부는 중국 전역의 농장과 공장들에게 업무에 복귀하라고 지시했다. 또한 2020년 2월 12일부터 18일 사이에 총 1억 8천만 명이 업무에 복귀할 것으로 예상되었다.

경제적 문제

■ 미국 우편국(USPS)은 홍콩과 중국 본토에서 온 우편을 배달하는 데 일시적으로 차질이 있을 것임을 밝혔다.

■ 스포츠용품 및 의류 브랜드 언더아머는 1사분기 예상 손실액을 5천만~6천만 달러로 보고했다.

■ 아메리칸 항공은 4월 말까지 중국 및 홍콩행 비행 금지를 연장했다.

대피

■ 우한에서 대피한 첫 번째 미국인들은 14일 간의 격리 후 격리 해제되었다.

국가별 대응

■ 영국 당국은 슈퍼 전파자로 의심되는 영국인을 확인했다. 스티브 월시Steve Walsh라는 이 남성은 3개국을 여행하면서 자신이 바이러스에 걸린 사실을 몰랐다. 그는 최소 11명에게 바이러스를 전파한 것으로 추정되고 있다.

■ 한국에서는 중국인의 입국을 금지하라는 청원에 거의 70만 명이 서명했다.

의료 전문가

■ 세계보건기구는 이 바이러스를 전 세계에 〈매우 중대한 위협〉이라고 말하며 성명을 발표했다.

■ 세계보건기구는 이 바이러스에 대하여 두 가지 새로운 이름을 발표했다.

COVID-19(CO=코로나, VI=바이러스, D=질병, 19=2019년)

는 질병의 명칭이다.

SARS-CoV-2(중증급성호흡기증후군-코로나 바이러스-2)는 바이러스 자체의 명칭이다.

■ 홍콩의 감염병 학자 가브리엘 렁 교수는 세계 인구의 60~80%가 바이러스에 감염될 수 있다고 경고했다. 렁은『가디언*The Guardian*』을 통해 다음과 같이 자신의 의견을 밝혔다.

「세계 인구의 60~80%가 감염될 것인가? 아닐 수도 있다. 어쩌면 파도처럼 밀려올지도 모른다. 어쩌면 치사율이 낮아질지도 모른다. 바이러스에 감염된 모든 사람이 사망한다면 바이러스도 죽는다는 의미이기 때문에 치사율이 낮아야 바이러스가 오래 생존할 수 있다.」

렁은 계속해서 바이러스가 대규모로 확산되는 것을 막는 유일한 방법은 중국의 정책과 비슷하게 세계를 봉쇄하는 것일 수도 있다고 말했다. 그는 어떤 격리 공간에서 감염된 사람이 나타나면, 그 공간에 있었던 모든 사람들에게 다시 14일의 격리 기간이 필요하다고 말했다.

■ 세계적 권위의 신장 이식 의사 중 한 명인 린정빈Lin Zhengbin이 바이러스에 감염되어 62세의 나이로 사망했다.

2020. 2. 12.

통계

■ 사망자는 전 세계적으로 1,115명에 달했다. 확진 건수는 44,653건으로 늘어났으며, 중국 정부는 약 4,700명이 회복되었다고 발표했다.

■ 영국이 9번째 확진자를 발표했는데, 런던의 첫 사례다. 이 확진자는 증상이 있을 시 전화를 통해 증상을 보고하고 자가 격리하라는 현지 당국의 권고를 무시했다. 게다가 우버를 이용해 지역 병원으로 갔고, 이로 인해 바이러스 확산 가능성이 높아졌다. 한편, 슈퍼 전파자인 스티브 월시는 더 이상 전파 가능성이 없는 것으로 판단되어 격리 해제되었다.

■ 미국은 14번째 사례를 확인했다. 이것은 우한에서 온 사람들 중에서 발생한 2번째 확진자였다.

크루즈선

■ 일본, 괌, 대만, 태국, 필리핀에서 입항을 거절당한 웨스테르담호는 2월 13일 캄보디아 시아누크빌에 정박할 예정이다.

■ 다이아몬드 프린세스호의 한 커플은 @quarantineond1이라는 트위터 계정으로 많은 관심을 받고 있다. 매일 글과 사진을 게시하여 일본 해안에 격리된 배 위에서의 삶이 어떤 것

인지를 전 세계에 보여 주고 있다.

취소된 행사

■ 세계 이동통신 박람회가 15년 역사상 처음으로 취소되었다. 200여 개국에서 약 10만 명의 참석자들이 바르셀로나에서 열리는 행사에 참석할 예정이었다.

■ 달라이 라마의 모든 공식 행사가 취소되었다.

■ 아시아 실내 육상 선수권 대회와 함께 중국 F1 그랑프리가 연기되었다.

중국

■ 중국 교육자들은 학생들이 온라인 수업에만 의존하지 않고 학습할 수 있는 방법을 고안하고 있다. 교육부 방침은 독서와 체육을 최우선시하는 것이다.

■ 원난성은 스마트폰 앱을 통해 사람들의 동선을 추적하기 시작했다. 공공 공간에 들어가는 사람은 누구나 QR 코드를 스캔해야 하고 이를 지키지 않으면 입장 금지와 법적 조치를 받을 수 있다.

■ 베이징에서는 처방전 없이 살 수 있는 기침약과 해열제의 판매가 금지되었다.

■ 상하이에서는 배달 전에 모든 택배 상자의 소독을 의무화했다.

▪ 우한 병원들의 의료진은 병원 내 방역 용품의 공급이 계속 감소하고 있다며 사람들에게 기증을 요청했다.

경제적 문제

▪『디트로이트 뉴스The Detroit News』는 금융 회사 웰스파고의 분석을 인용하며 미국 시장이 끔찍한 상황이라고 보도했다. 4월 중순까지 타겟, 베스트 바이, 월마트와 같은 회사들이 상품 공급 문제를 겪을 것으로 예측됐다.

▪ 에어비앤비는 5월 1일까지 베이징의 모든 예약을 취소했다. 에어비앤비는 4월 1일까지 중국에 예약을 한 모든 고객에게 수수료 없이 취소해 주었다.

▪ 유나이티드 항공은 4월 24일까지 중국 및 홍콩행 운행 중지를 연장했다. 1월 말까지 해당 항공편의 수요는 59% 감소했고 환불 요청은 534%나 증가했다.

▪ 베트남 항공은 매주 1,100만 달러의 손실을 보고 있다고 발표했다.

국가별 대응

▪ 북한은 최근 중국을 방문한 모든 사람들의 의무적인 격리 기간을 30일로 늘렸다.

대피

▪ 온라인 매체「데일리 비스트The Daily Beast」는 미국에

있는 한 격리 시설 내부의 처참한 상황에 대해 보도했다. 〈반란의 조짐〉이 보이는 많은 사람들은 정부에 몇 가지를 요구하였다. 그중에는 모든 사람에게 진단 키트, 소독약, 마스크를 주어야 한다는 것과 공동으로 사용하는 공간에 손 세정제가 있어야 하며, 운동장에도 소독제가 있어야 하고, 강제로 진행되는 단체 회의도 중단되어야 한다는 요구 사항이 포함되었다.

230명이 격리된 시설에 있는 제이콥 윌슨Jacob Wilson은 질병통제예방센터의 행동이 〈무책임하고 범죄에 가깝다〉라고 말했다. 그는 〈우리는 검사조차 받지 않고 있다. 검역은 정말 우스운 수준이다. 체온 측정하고 《증상 있으세요》라고 묻는 게 전부다〉라고 했다.

윌슨은 시설에 있는 모든 사람들에게 어떠한 청소용 세제도 없고 손 비누만 제공되었다고 주장했다. 그는 또 〈검역관들은 우리에게 서로 2미터 정도 떨어져 서라고 하고는, 체온을 잴 때는 어깨가 서로 붙도록 서게 했다. 예방 수칙에 반하는 행동이다〉라고 주장했다.

의료 전문가

■ 미국 질병통제예방센터는 미국 전역과 30개의 다른 나라로 보내는 진단 키트에 문제가 있다는 것을 발견했다. 이

키트가 다른 나라로 이미 배송이 되었는지 아닌지에 대한 정보는 아직 불확실하다. 배송 여부와는 관계없이 이 키트는 오류가 많고 부정확한 결과를 내는 것으로 알려졌다.

■ 영국의 연구진은 전 세계적으로 코로나19에 감염된 사람 중 적어도 1%가 사망할 것으로 예상했다. 『워싱턴 포스트』에 따르면 이 연구진은 데이터가 부족해 바이러스의 치사율이 낮게 나왔을 수 있다는 연구 자료의 한계도 인정했다.

코로나19의 사망률은 〈에볼라나 사스와 같은 질병보다 낮지만, 계절성 독감보다는 상당히 높다〉는 특징이 있다. 미국에서 유행한 독감은 2020년 1월 25일까지 1,900만 명의 감염자와 1만 명의 사망자를 발생시켰다.

2020. 2. 13.

통계

■ 많은 국제 언론들이 바이러스 확산의 둔화에 대해 긍정적인 뉴스를 보도한 지 24시간도 되지 않아, 세계보건기구와 중국은 정확한 집계 방식에 합의했다. 그 결과 세계적으로 확인된 감염자 수가 약 15,000명 증가했고 사망자도 크게 증가했다. 새로운 통계에 따르면 전 세계 확진자 수는 6만 명 이상이며 사망자 수는 1,357명이 되었다.

■ 일본은 최초의 사망자를 발표했다. 80세의 이 여성은 최근에 중국을 방문한 이력이 없고, 격리된 다이아몬드 프린세스호의 탑승객도 아니었다.

■ 미국은 15번째 사례를 확인했다. 우한에서 온 피난민들 중 3번째로 바이러스에 감염된 사람이다. 말레이시아는 19번째 확진자를 발표했다. 홍콩에서는 기침 발작을 일으킨 43세 등 3명의 환자가 추가로 확인되었다. 이 43세 환자는 이틀 동안 구토와 설사를 겪은 뒤 기침 증상이 나타났으며, 증상은 최소 14일간 지속된 것으로 밝혀졌다.

■ 한국은 최근 중국, 마카오 또는 홍콩에 갔다 왔거나, 그 지역을 방문한 사람과 접촉한 740명의 군인을 격리시켰다.

크루즈선

■ 다이아몬드 프린세스호 탑승객은 좋은 소식과 나쁜 소식을 접했다. 좋은 소식은 음성 판정을 받은 일부 노인 탑승객들이 하선하게 될 것이라는 것이었다. 나쁜 소식은 44명의 새로운 확진자가 확인되어, 전체 확진자가 218명으로 늘어난 것이다. 중국 본토를 제외하면 다이아몬드 프린세스호는 가장 많은 확진자 수가 나온 곳이 되었다.

중국

■ 중국 정부는 후베이성 당서기 장 차오량Jiang Chaoliang

을 해임했다.

- 또 한 명의 시민 기자 팡빈이 우한에서 실종되었다. 『뉴욕 타임스』에 따르면 팡의 마지막 동영상은 2020년 2월 9일에 게재된 것으로 〈모든 시민들이여 저항하라, 권력을 국민에게 돌려달라〉는 내용의 종이를 들고 있는 모습의 영상이었다.

- 중국 정부는 대대적으로 격리 대상을 확대했다. 이것은 격리된 사람들의 우려와 분노를 일으켰다.

『뉴욕 타임스』는 이 중 한 명인 30세의 덩차오Deng Chao를 인터뷰했는데, 그는 거의 일주일 동안 아무런 의료 지원도 받지 못하고 호텔 방에 격리되어 있었다. 덩의 병은 치료가 필요할 정도로 심해져 있었다. 「여기는 정말 감옥이다. 제발 병원에 보내 달라. 치료가 필요하다. 여기엔 우리를 돌봐 줄 사람이 없다.」

- 많은 중국 도시에서는 시민들이 문자 메시지로 그들의 위치를 보고하는 것을 의무화했다. 정부가 공식적으로 밝힌 의도는 감염 가능성이 있는 사람들을 더 쉽게 식별하기 위해, 각자가 방문한 도시와 장소를 추적하는 것이었다.

의료 전문가

- 미국 질병통제예방센터는 중국과 호주의 무증상 전염에

대한 보고를 처음에는 믿지 않았지만, 무증상 전염이 가능하다는 것을 확인하는 성명을 발표했다. CNN 방송에서 로버트 레드필드Robert Redfield 질병통제예방센터 센터장은 〈지난 2주 동안 알게된 것은 이 질병의 스펙트럼이 처음에 보여진 것보다 훨씬 넓다는 것이다. 무증상 환자가 훨씬 더 많다〉라고 전했다. 레드필드 박사는 또한 수많은 환자들의 증상은 목이 조금 아픈 수준이라고 말했다.

기자회견에서 레드필드 박사는 또 〈이 바이러스는 아마도 이번 계절을 넘어 올해 내내 계속될 것이며 결국 바이러스는 생존해서 지역 사회에 침투하게 될 것이다. 계절성 독감 같은 의미로 볼 수 있다〉라고 말했다.

■ 캐나다 온타리오주에서는 전문가들을 놀라게 하는 사례가 발생했다. 완전히 회복된 것으로 진단받았던 한 부부가 다시 양성 반응을 보인 것이다.

온타리오 공중 보건국 대변인인 버네사 앨런Vanessa Allen 박사는 『스타The Star』와의 인터뷰를 통해 〈개개인의 시료에 유전 물질이나 바이러스 물질이 남아 있다〉라면서, 〈우리는 바이러스가 살아 있는 것인지 죽어 있는 것인지 정확하게 알 수 없다〉고 말했다.

■ 연구진은 이미 알려진 다른 코로나 바이러스들에 대한

22개의 연구를 검토해 코로나19 바이러스가 4일에서 9일 생존할 수 있다는 결론을 내렸다. 알루미늄, 유리, 종이, 플라스틱, 나무와 같은 재질로 만들어진 표면은 바이러스가 4일 이상 살기에 적합한 환경인 것으로 알려졌다.

국가별 대응

▪ 미국은 북한에 인도적 지원을 할 수 있도록 적십자 면제 요청을 승인했다. 북한 정부는 아직 확진자가 없다고 하지만, 적십자사 대변인은 북한의 지도자 김정은이 코로나19 감염 사례를 숨기고 있을 것이라고 우려했다.

▪ 일본 공무원들은 바이러스 치료제 개발을 위해 9,800만 달러 규모의 긴급 자금을 승인했다.

2020. 2. 14.

통계

▪ 중국의 통계는 다시 한번 코로나 바이러스 환자가 급증하는 것을 보여 주었다. 전 세계 확진자 수는 65,191명이며 1,486명(중국 본토에서 1,483명, 홍콩에서 1명, 일본에서 1명, 필리핀에서 1명)이 사망했다. 중국은 이날 오후 108명의 사망자가 이중으로 집계됐다며 통계를 정정했다. 이로 인해 전 세계 사망자 수는 1,378명으로 줄어들었다.

- 이집트에서 아프리카 대륙 최초의 확진자가 발생했다.
- 중국에서는 1,700명의 의료진이 바이러스에 감염되었다.

크루즈선

- 다이아몬드 프린세스호의 총 확진자 수는 219명으로 증가했다. CNN 생방송에서 윌 리플리Will Ripley는 〈이 숫자가 불안한 이유는 탑승객 중 500명만이 검사를 받았기 때문〉이라고 보도했다. 현재까지의 감염률은 43%에 육박했다.

취소된 행사

- 페이스북은 2020년 3월 9일부터 12일까지 샌프란시스코에서 열릴 예정이던 글로벌 마케팅 서밋을 취소했다.
- IBM은 샌프란시스코에서 진행될 세계 최대 규모의 사이버 보안 컨퍼런스를 취소했다.

중국

- 중국 보건 당국은 코로나19에서 회복한 사람들에게 혈장 기증을 요청했다. 기증받은 혈장의 항체로 10명의 위독한 환자들을 치료한 결과, 12~24시간 후에 10명의 환자 각각의 염증 수치가 현저하게 떨어졌다고 발표했다.
- 베이징에서는 외부에서 돌아온 모든 시민들에게 14일 동안 자가 격리할 것을 명령했다.

경제적 문제

■ 피아트 크라이슬러 자동차는 세르비아의 공장 폐쇄로 부품 부족 사태를 겪고 있다.

■ 런던, 파리, 두바이 및 홍콩의 명품 매장은 중국인의 발길이 끊겨 고객이 현저히 감소했다고 전했다. 버버리, 루이비통, 구찌, 샤넬과 같은 브랜드들의 수익이 크게 감소할 것으로 예상된다.

의료 전문가

■ 전문가들은 중국이 레이저 체온 측정기에 지나치게 의존하고 있다고 우려를 표했다. 네브래스카 대학교 글로벌 보건 안전 센터의 의학 전문가인 제임스 롤러James Lawler는 『뉴욕 타임스』에 〈레이저 체온 측정기는 정확하지 않고 결과를 신뢰할 수 없는 것으로 악명이 높다. 일부는 솔직히 보여주기식에 불과〉하다고 말했다.

국가별 대응

■ 미국 국립 면역 호흡기 질환 센터는 인플루엔자 음성 판정을 받은 환자 중에서 코로나 바이러스 감염이 의심되는 모든 환자들을 검사할 계획이라고 발표했다. 이는 시카고, 로스앤젤레스, 뉴욕, 샌프란시스코, 시애틀의 5개 대도시에서 시행된다.

기타

■ 밤사이에 홍콩에 있는 코로나 바이러스 클리닉이 습격을 당했다. 인명 피해는 없었으나 병원 건물이 약간의 손상을 입었다.

■ 일본에서는 한 남성이 2주 동안 하와이에서 휴가를 보내고 돌아와 보건 당국으로부터 확진 판정을 받았다. 하와이 현지 의사는 그 남성이 휴가 둘째 주에 〈감기 비슷한 증상〉을 보였다고 말했다. 그 남성은 둘째 주에 밖을 돌아다닐 때는 마스크를 썼다고 하나, 무증상 상태에서 몇 명의 사람과 접촉했는지는 확인되지 않았다. 그는 마우이와 오아후에 들렀으며 휴가 일정은 1월 말부터 2월 초까지였다.

2020. 2. 15.

통계

■ 전 세계 사망자 수가 1,523명으로 증가했다. 전체 확진자 수는 최소 67,833명이다.

■ 유럽 국가 중에서는 처음으로, 프랑스에서 코로나19로 인한 사망자가 발생했다.

크루즈선

■ 격리된 다이아몬드 프린세스호의 확진자 수가 285명이

되었다. 한편 미국 정부는 크루즈선 내에 있는 약 400명의 미국인을 이송할 계획이라고 밝혔다.

중국

■ 중국은 25,000명 이상의 의료 인력을 후베이성에 파견했다고 발표했다.

■ 중국은 피 한 방울만 있으면 15분 안에 결과가 나오는 코로나19 검사 방법을 개발 중이라고 밝혔다.

경제적 문제

■ 중국 철도 및 항공 당국이 집계한 환불액 규모가 3,150억 위안에 달했다.

2020. 2. 16.

통계

■ 중국 본토의 확진자 수가 68,500명으로 증가했다. 전 세계 사망자 수는 1,665명이 되었다.

■ 대만 최초의 코로나19 사망자가 나왔다. 현재까지 대만 내 확진자 수는 20명이다.

크루즈선

■ 다이아몬드 프린세스호의 확진자 수는 355명으로 증가했다(검사한 1,219명 중 약 29%가 확진 판정). 이 중에서 최

소 44명이 미국인이다(전체 미국인 탑승자의 약 11%에 해당).

■ 웨스테르담호가 캄보디아 정부의 허가를 받아 승객들을 하선시킨 후, 한 미국인 여성 승객이 항공편으로 말레이시아로 이동했다. 말레이시아에 도착한 여성은 코로나19 확진 판정을 받았다. 그녀는 웨스테르담호의 승객과 직원 중에서 첫 번째 확진자이다. 최소 140명의 승객이 말레이시아로 가는 항공편을 이용했으며 수많은 사람이 호주, 유럽, 미국으로 이동했다.

■ 다이아몬드 프린세스호 탑승자 중 이송을 거부하거나 이송이 불가능한 미국인은 3월 5일까지 미국에 입국할 수 없다. 정부의 이송에 동의한 사람들은 이송 후 미국 내 격리 구역에서 14일 이상 머물러야 한다.

2020. 2. 17.

통계

■ 중국 내 확진자 수는 70,548명, 사망자 수는 1,770명이다. 전 세계 확진자 수는 71,400명, 사망자 수는 1,775명(중국 본토 1,770명, 프랑스 1명, 대만 1명, 홍콩 1명, 필리핀 1명, 일본 1명)이다.

■ 싱가포르의 확진자 수가 75명으로 증가했다.

크루즈선

■ 다이아몬드 프린세스호에서 코로나19 감염이 다시 한번 급증하여 확진자 수가 454명이 되었다.

■ 다이아몬드 프린세스호에서 이송된 미국인 중 최소 14명이 코로나19 양성 반응을 보였다. 이로써 크루즈선에서 감염된 미국인 수가 58명이 되었으며, 탑승자들이 본국으로 이송되면서 미국 영토 내의 확진자 수도 29명으로 증가했다.

취소된 행사

■ 도쿄 마라톤은 약 37,800명의 참가자들을 제외하고 대신 200여 명의 엘리트 러너와 휠체어 마라토너만 참여시키기로 했다.

중국

■ 우한 우창 병원장 류지밍Liu Zhiming 박사가 코로나 바이러스에 감염되어 사망했다.

경제적 문제

■ 싱가포르 정부가 GDP를 하향 조정했다.

■ 애플은 이번 사분기 예상 실적을 달성하지 못할 것이라고 투자자들에게 경고했다.

■ 우한 시내의 스타벅스와 맥도날드는 비대면 서비스를

시작했다. 주문 후 지정 장소로 가서 직원과 접촉하지 않고 음식을 받는 것이다. 중국 내 다른 도시에서는 매출 증대를 위해 해피아워 식음료의 배달을 시작했다.

2020. 2. 18.

통계

■ 중국 본토의 확진자 수가 72,436명, 사망자 수가 1,873명으로 증가했다.

■ 사태가 발생한 지 51일째 되는 날이며, 현재까지 12개국에서 사람 간 감염이 확인되었다.

■ 싱가포르의 확진자 수가 80명을 넘었다.

■ 한국에서는 15명의 확진자가 추가되어 총 46명이 되었다. 새로 추가된 15명의 확진자 중 11명은 기존 확진자에게서 감염된 것으로 여겨진다(10명은 교회에서, 1명은 병원에서).

■ 홍콩에서 코로나19로 인한 두 번째 사망자가 발생했고, 중국 본토를 제외한 사망자 수는 총 6명이 되었다.

■ 말레이시아는 현재 확진 22명, 회복 13명, 사망 0명이다.

크루즈선

■ 다이아몬드 프린세스호의 상황이 악화되어 3,711명의

승객과 직원 중 542명이 확진 판정을 받았다. 배에 탔던 사람의 14% 이상이 코로나19에 감염된 것이며, 이 비율은 더 높아질 것으로 보인다.

■ 다이아몬드 프린세스호 탑승자 중 음성 판정을 받은 사람들의 하선이 시작되었다.

■ 페이스북 라이브 동영상으로 다이아몬드 프린세스호에서의 생활을 공유하여 전 세계의 주목을 받았던 영국인 부부 데이비드David와 샐리 에이블Sally Abel이 코로나19 확진 판정을 받았다. 데이비드는 그와 아내가 〈병원으로 가서 치료를 받기 전에 4~5일 동안 호스텔에서 지내야 하는 상황〉이라고 말했다.

중국

■ 중국 내 방과 후 활동이 온라인 수업으로 바뀌고 있다.

경제적 문제

■ 런던 기반의 HSBC 은행은 35,000명의 인원을 감축하겠다고 발표했다.

의료 전문가

■ 중국의 유명 호흡기내과 의사는 일일 확진자 수가 감소하기보다는 정체될 것으로 예측했다.

2020. 2. 19.

통계

■ 전 세계 확진자 수는 74,185명, 사망자 수는 2,010명이 되었다.

■ 이란에서 처음으로 2명의 확진자가 확인되었고, 몇 시간 후 그 2명은 사망자가 되었다. 이란은 이 질병이 발생한 29번째 국가이다. 현지 언론의 보도에 따르면 사망자 2명 모두 해외에 나간 적이 없다고 한다.

■ 한국의 확진자 수가 82명으로 급증해 바이러스의 새로운 〈핫스팟〉이 될 우려가 있다. 24시간 동안 31명의 확진자가 나타났고, 그중 23명은 한국 최초의 슈퍼 전파자와 관련되어 있다. 슈퍼 전파자 여성은 바이러스를 최소 34명에게 전파한 것으로 추정된다(교회에서 33명, 병원에서 1명).

■ 대만에서 24번째 확진자가 나왔다.

■ 싱가포르는 확진자가 3명 추가되어 총 84명이 되었다. 불행히도 새로운 확진자 3명 중에서 1명은 뎅기열로 오진되어 초기에 적절하게 격리되지 못했다.

크루즈선

■ 일본 정부는 다이아몬드 프린세스호 탑승자 중 2명의 사망자가 발생했다고 발표했다.

■ 다이아몬드 프린세스호 탑승자 중 약 17%인 최소 621명이 코로나19 확진 판정을 받았다. 그럼에도 불구하고 음성 판정을 받은 사람들의 하선이 계속해서 이루어지고 있다.

■ 웨스테르담호 탑승자 중 781명은 음성 판정을 받았다.

취소된 행사

■ 소니 인터랙티브 엔터테인먼트는 보스턴에 열리는 대규모 비디오 게임 컨벤션 PAX 이스트에서 플레이스테이션을 공개하려던 계획을 취소하였다.

중국

■ 중국 당국은 확진자 수를 집계하는 방식을 또다시 바꾸기로 했다. 최신 방식을 사용하면 새로운 확진자 수가 대폭 줄어들 것으로 예상된다.

■ 중국 질병통제예방센터가 발표한 연구 보고서로 인해 중국의 초기 보고에 대한 의혹이 생겨났다. 초기 보고는 12월 말까지 확진자 44명, 사망자 0명이었으나 최근 연구는 실제로 확진자가 104명이었을 가능성을 보여 준다.

■ 『워싱턴 포스트』는 중국 공안 경찰과 군인이 마스크를 쓰지 않은 시민들을 구타한다는 내용의 수많은 바이럴 비디오 중 일부가 사실임을 검증했다.

■ 『월스트리트 저널 *The Wall Street Journal*』은 5일 내로

중국을 떠날 것을 경고받았다. 중국 당국은 최근 칼럼에서 〈인종차별적 발언〉을 한 3명의 기자에게 유감을 표명했다.

경제적 문제

▪ 골드만 삭스는 투자자들에게 시장 조정의 가능성이 크다고 경고했다.

▪ 타이슨 푸드는 중국으로의 식품 수출에 차질을 빚고 있다고 발표했다. 이로 인해 이 기업의 미국 주가가 1% 하락했다.

▪ 플러거블 테크놀로지스는 블루투스, USB, 전원 장치 등의 3~4월 공급에 차질이 생겼다고 우려했다.

▪ 아디다스의 중국 내 매출은 작년 2월에 비해 85% 감소했다.

국가별 대응

▪ 미국은 홍콩에 대해 1단계 여행 주의 경보를 발령했다.

▪ 미국 민주당은 코로나 바이러스에 대한 국가적 대응을 위해 트럼프 행정부에 긴급 자금 지원을 촉구했다.

▪ 이란의 곰*에서 감기와 비슷한 증상을 보이는 〈몇몇 사람들〉이 검사를 받고 있다고 당국자가 발표한 것을 『워싱턴 포스트』가 보도했다. BBC에 따르면 최소 25명이 격리되었

* Qom. 이란의 도시로 시아파의 성지 중 하나이기도 하다. — 옮긴이주

다고 한다. 감염병 확산을 막기 위해 곰에 있는 학교들은 무기한 휴교에 들어갔다.

의료 전문가

■ 연구자들은 코로나19의 스파이크 단백질의 3D 지도를 만들었다. 스파이크 단백질은 바이러스가 인간의 세포막에 붙어 질병을 유발하는 데에 큰 역할을 하는 단백질이다. 전문가들은 원자 수준의 지도가 백신 개발에 도움이 되리라고 기대하고 있다.

■ 전문가들은 『워싱턴 포스트』를 통해 백신을 개발하려는 열기가 점점 과해지는 것은 사실 좋은 소식이 아니라고 말했다. 왜냐하면 이는 제약 회사들이 코로나19 사태가 한동안 지속되리라 보고 있다는 뜻이기 때문이다.

■ UN 에이즈 합동 계획(UNAIDS)은 중국 내 HIV 환자에게 필수적인 의약품이 부족해질 수 있다는 우려를 표명했다. 1주일 내로 중국 내 HIV 환자 3분의 1이 의약품 부족에 시달리게 될 것으로 보인다.

■ 일본 고베 대학교의 감염병 전문가 이와타 켄타로Iwata Kentaro가 코로나19 내부 고발자로 나섰다. 크루즈 다이아몬드 프린세스호를 둘러보고 나서, 이와타는 〈선내의 감염 관리 체계가 매우 허술했다〉라고 말했다.

「에볼라, 사스, 콜레라 때는 감염될 거란 두려움이 없었다. 어떻게 나 자신을 지키고 다른 사람을 보호해야 하는지, 어떻게 감염을 통제해야 하는지 알기 때문이다. 하지만 다이아몬드 프린세스호 안에서는 너무 무서웠다. 완전히 혼란스러웠다. 그린 존과 레드 존의 구별이 없고 바이러스가 어디에 있는지 알 수가 없어서 코로나19에 감염될 수 있다는 두려움을 느꼈다. 도처에 바이러스가 존재할 가능성이 있었다.」

　■『타이완 뉴스*Taiwan News*』는 코로나19에 대한 중국 내부 고발자들의 최신 발언을 인용했다.「재감염도 충분히 가능한 일이다. 자가 면역 체계로 초기에 회복한 사람들이 있지만, 그들이 복용한 약은 심장 조직에 악영향을 끼친다. 재감염될 경우 항체는 아무 소용도 없고, 심부전으로 사망할 수도 있다.」

　이러한 주장은 중국 후베이성의 의사들에 의해 이루어졌으며 그들은 바이러스가 〈우리의 예측 이상으로 영리하다〉면서 이렇게 말했다.「바이러스가 진단 키트를 속일 수도 있다. CT 스캔으로 양쪽 폐가 완전히 감염된 것을 확인했는데도 네 번이나 음성 판정을 받은 사례가 있다. 다섯 번째 검사에서야 양성 판정이 나왔다.」

　그들은 또한 코로나19의 잠복기가 최대 24일일 수 있다고 언급했다. 이러한 주장들은 이전부터 존재했으며, 2월 19일 현재 다른 의료 전문가에 의해 증명되거나 인정된 바는 없다.

2020. 2. 20.

통계

■ 전 세계 확진자가 75,000명을 넘었다. 사망자는 2,128명이며 그중 2,118명이 중국 본토의 사망자다. 한편 중국에서는 보건 당국이 16,155명의 환자를 격리 해제했다.

■ 전 세계로 보았을 때 치사율은 2.8%로 올랐고 중국만 볼 경우 치사율은 2.85%이다. 중국 이외의 지역에서는 치사율이 1.1% 정도다. 참고로 같은 기간 동안 미국에서 유독 심각했던 독감의 치사율은 약 0.05%이다.

■ 한국에서 처음으로 코로나19 사망자가 나왔다. 밤사이에 확진자도 거의 2배가 되어 현재까지 104명이다. 최초의 슈퍼 전파자로 의심되는 환자는 43명의 확진 환자, 최소 90명의 의심 환자와 관련되어 있다. 42명의 확진 환자와 그보다 많은 의심 환자들이 슈퍼 전파자와 같은 교회에 갔으며, 신천지 교회의 신도 1,001명이 자가 격리 지시를 받았다.

■ 일본에서 확진자 8명이 추가되어 다이아몬드 프린세스호를 제외하고 총 92명이 되었다.

- 이란에서 확진자 3명이 추가되었다.
- 싱가포르에서 확진자 1명이 추가되어 총 85명이 되었다.

크루즈선

- 다이아몬드 프린세스호의 의료진 중 코로나19에 감염된 사람 수가 6명으로 급증했다. 가장 최근에 감염된 2명은 선내에서 항상 마스크와 장갑을 착용했고, 기저 질환이 없는 건강한 30대와 40대였다.
- 다이아몬드 프린세스호 탑승자 중 추가로 13명이 코로나19 양성 판정을 받아 총 확진자 수가 634명이 되었다. 2월 20일 탑승자 2명이 사망했다.
- 다이아몬드 프린세스호에서 하선한 호주인 승객 2명이 고국으로 돌아간 후 확진 판정을 받았다.
- 캐나다 정부는 다이아몬드 프린세스호에 탑승했던 자국민을 이송했으나 인원수는 밝히지 않았다.

취소된 행사

- 도쿄 마라톤에 이어 나고야에서도 세계 최대의 여자 마라톤 대회(3월 8일 예정)를 일반 참가자 없이 엘리트 러너들만 참가하는 것으로 제한했다. 또한 나고야 시티 마라톤은 취소되었다.
- 페이스북은 게임 개발자 회의(GDC) 불참을 결정했다.

경제적 문제

■ 세계 제2의 메모리칩 제조사인 한국의 SK 하이닉스는 2명의 직원이 의심 증상을 보이자 건물 전체를 폐쇄했다.

■ 필리핀 항공사들은 감소한 매출을 메우기 위해 항공권 할인을 시작했다.

■ 러시아는 중국인의 입국을 금지했는데, 이로 인해 러시아 여행사들이 최소 4,400만 달러의 손실을 볼 것으로 예상된다.

■ 영국의 시장 분석 기관 옥스퍼드 이코노믹스는 코로나19의 대유행이 세계 경제에 끼치는 손실이 최소 1조 달러라고 예측했다.

■ 한편 미국에서는 방재 업계가 호황을 맞았다(비상 대비 또는 서바이벌이라고도 한다). 사람들이 마스크나 관련 상품을 서둘러 구입하면서, 이머전시 에센셜스 같은 회사는 기록적인 매출을 달성했다.

■ 국제항공운송협회(IATA)는 2020년 전 세계 항공 교통량이 4.7% 감소할 것으로 예측했다. 아시아 태평양 지역에서만 280억 달러의 손실이 예상된다.

■ 2월 중반까지 중국에서의 승용차 판매는 92% 줄어들었다.

국가별 대응

■ 이란 곰의 보건 당국은 환자들을 위해 두 개의 격리 병원을 준비했다. 테헤란에서는 10개 병원이 코로나19 대응 병원으로 지정되었다.

■ 호주에서는 일부 랜드마크가 중국과의 연대를 표시하기 위해 빨간색과 금색 조명을 사용하였다.

■ 우크라이나 정부는 자국민을 우한에서 이송해 온 후 14일 동안 격리하기로 했는데, 이들의 입국에 반대하는 시위대와 경찰 사이에 충돌이 벌어졌다.

■ 다이아몬드 프린세스호에서 이송된 4명의 미국인 확진자는 워싱턴 주립 병원으로 이송될 준비를 하고 있다.

■ 다이아몬드 프린세스호에서 바이러스에 감염된 14명의 미국인이 질병통제예방센터의 권고를 어기고 귀국한 것으로 알려졌다. 『워싱턴 포스트』는 이 일을 두고 국무부와 트럼프 행정부, 질병통제예방센터 사이에서 격론이 벌어졌다고 보도했다.

■ 미국 연방수사국(FBI)은 코로나19 사태에 대비하여 마스크와 손 세정제 등을 구입하기 위해 4만 달러의 예산을 지출했다. 한편 미국 국무부는 동아시아를 거치는 모든 크루즈 여행을 재고할 것을 권유했다.

의료 전문가

■ 코로나19가 완치되지 않는다고 주장하는 의료 전문가가 한 명 더 나타났다. 중국 공정원 부원장 왕첸은 〈인플루엔자처럼 이 바이러스도 인간과 계속해서 공존할 수 있으며, 우리는 이에 대비해야 한다〉라고 말했다. 『워싱턴 포스트』에 의하면 왕 부원장은 코로나 바이러스가 사스만큼 치명적이지는 않지만 그렇기 때문에 만성화될 수 있다고 설명했다.

기타

■ 세계적으로 악명 높은 화이트칼라 범죄자 조로우Jho Low가 코로나 사태 발발 당시 중국 우한에 숨어 있었다고 한다. 그는 말레이시아의 나랏돈 40억 달러를 횡령한 혐의로 지난 4년 동안 미국과 싱가포르 정부에게 추적당하고 있었다. 2020년 2월 20일 현재 조로우가 여전히 우한에 있는지는 확인되지 않았다.

2020. 2. 21.

통계

■ 중국의 확진자 수는 75,465명, 사망자 수는 2,236명이다. 전 세계 확진자 수는 76,500명, 사망자 수는 2,247명으로 증가했다.

■ 중국 내의 교도소에서 감염된 사례가 약 500건 늘어났다. 특히 산둥성의 런청 교도소에서는 2,077명의 전체 인원 중 10%가 감염되었다.

■ 한국에서 두 번째 사망자가 나왔다. 확진자 수는 346명이며 이번 주 초에 비해 11배 증가한 수치이다.

■ 이탈리아에서 첫 번째 사망자가 나왔다. 또 이탈리아 내의 확진자 중 6명은 지역 사회 감염으로 밝혀졌다.

■ 아랍에미리트에서 확진자가 2명 늘어났다. 레바논에서는 첫 번째 확진자가 나타났고, 이스라엘에서는 다이아몬드 프린세스호에 탑승했던 사람이 확진자로 밝혀졌다.

■ 한국에서는 확진자가 급증하여 세계에서 코로나19 확진자가 두 번째로 많은 나라가 되었다. 새로운 확진자 중 33명(현재까지 총 76명)이 대구의 슈퍼 전파자와 관련이 있다.

■ 캐나다에서는 이란을 방문한 여성 한 명이 9번째 확진자가 되었다.

■ 미국에서도 확진자가 약간 증가했다. 확진자의 대부분인 28명은 최근 다이아몬드 프린세스호에서 하선한 사람들이다. 또한 10명의 의심 환자가 2차 검사 결과를 기다리고 있다(10명 모두 일본에서 실시한 검사에서 양성 판정을 받았다). 이미 확진 판정을 받은 13명을 포함해 현재까지 총 31명

이 크루즈선에서 내린 사람들이다. 전체 확진자는 44명이며 질병통제예방센터는 하선한 사람들의 영향으로 인해 확진자가 더 늘어날 수 있다고 말했다.

■ 이란은 확진자 18명, 사망자 4명이 되었다. 국경 통제가 이루어지고 있으며, 이란 내 확진자 중 최근 중국에 다녀온 사람은 없는 것으로 확인되었다.

■ 호주에서는 다이아몬드 프린세스호에 탔던 6명이 확진자가 되었다. 현재까지 최소 46명의 호주인 탑승자가 바이러스 양성 판정을 받았다.

취소된 행사

■ 홍콩에서 마라톤 대회가 취소되었다.

■ 도쿄시는 대규모 행사의 대부분을 3월 15일까지 연기하거나 취소했다.

중국

■ 우한에서는 하수도를 이용한 소독 프로그램이 시작되었다. 1월 29일부터 6,500명의 자원 봉사자로 이루어진 팀이 하수도에 2,000톤의 소독약을 들이부었다.

■ 29세의 호흡기내과 의사 펑인화Peng Yinhua가 중국 내에서 코로나19로 사망한 7번째 의료진이 되었다. 그는 2월 1일 예정이었던 결혼식을 미루고 우한시 장샤구 인민 병원에

서 환자들을 돌보다가 숨졌다.

■ 중국에서 완치 판정을 받은 환자가 격리 해제되었다가 다시 바이러스 양성 판정을 받은 것이 또 한 번 확인되었다.

■ 국제 언론은 다른 심각한 질병을 앓고 있는 중국 시민들이 이 사태로 인해 치료받지 못하고 있다고 지적했다. 예를 들어 병원들이 코로나19로 비상사태가 되면서 항암 치료를 받아야 하는 환자들이 항암 치료를 받지 못하고 있다는 것이다.

■ 우한에서는 19개의 임시 병원이 추가로 건설되어 3만 개의 병상을 확보할 예정이다. 이미 우한에는 기존 건물을 사용한 13개의 임시 병원이 만들어져 있다.

국가별 대응

■ 북한은 아직까지 코로나19 확진자가 한 명도 없다고 주장하고 있으나, 1개월 간 모든 학교가 휴교하기로 결정했다.

■ 모스크바에서는 중국을 다녀온 2,500명의 여행객이 격리 조치되었다.

■ 북한에 주재하는 모든 러시아 외교관들은 공관과 거주 구역 내에서 자가 격리에 들어갔다.

■ 미국 캘리포니아주의 도시 코스타메이사는 50여 명의 확진자를 이곳에 이송, 격리하려는 정부에 반발하여 소송을

제기했다. 이날 오후 연방 법원은 정부의 이송 계획을 일시 중단하라는 명령을 내렸다.

의료 전문가

■ 세계보건기구는 〈(바이러스를 억제할 수 있는) 가능성은 여전히 있으나, 문제는 그 가능성이 점차 줄어들고 있다는 것이다〉라고 말했다. 『워싱턴 포스트』는 팬데믹이 발생하면 인류의 〈3분의 1 또는 2분의 1, 심지어는 3분의 2〉가 코로나19에 감염될 수 있다고 보도했다.

2020. 2. 22.

통계

■ 중국의 확진자는 648명이 증가하여 77,794명, 사망자는 97명이 증가하여 2,359명이 되었다.

■ 이탈리아의 확진자는 79명으로 급증했고 2명이 사망했다.

■ 한국의 확진자는 556명으로 증가했고, 그중 4명은 군인이었다. 4번째 사망자도 나왔다. 한국 정부는 두 곳의 코로나바이러스 집중 지역에 대한 자세한 정보를 발표했다. 특히 청도 대남 병원 정신 병동에서는 거의 모든 환자가 바이러스에 감염되었다.

- 이란의 확진자는 28명, 사망자는 5명이 되었다.

취소된 행사

- 이탈리아 롬바르디아주(州)와 베네토주는 대학교를 포함한 모든 학교에 휴교령을 내렸고, 스포츠 경기도 취소되었다.

- 이탈리아 베네치아에서는 카니발 일정을 축소해 폐막을 2일 앞당겼다. 매년 열리는 이 카니발은 하루에 보통 10만 명이 모인다.

중국

- 후베이성의 한 남성 환자는 코로나19 바이러스에 노출되고도 27일 동안 아무런 증상을 보이지 않았다. 이로 인해 실제 잠복기에 대한 의문이 제기되었다.

국가별 대응

- 이탈리아 북부에서는 12개 마을이 봉쇄되었다. 이로 인해 5만 명 이상의 주민이 그 영향을 받았다.

의료 전문가

- 이란, 싱가포르, 한국에서 확진자가 급격히 늘어나는 원인은 아직 정확히 분석되지 않았다. 의료 전문가들은 이것이 코로나19의 세계적 확산을 막기 어렵다는 첫 번째 증거라고 보고 있다.

2020. 2. 23.

통계

- 중국에서는 확진자 397명, 사망자 109명이 증가했다. 중국 정부는 세 번째로 집계 방식을 바꿨다. 그 결과 확진자 수가 426명 더 늘어났다.

- 한국의 확진자 수는 602명, 사망자 수는 6명이 되었다. 코로나19 증상을 보이는 의심 환자는 1,200명 이상이며 대부분이 문제의 신천지 교회와 관련되어 있다.

- 이란의 확진자 수는 43명, 사망자 수는 2명 증가하여 8명이다.

- 이탈리아는 지난 72시간 동안 확진자가 급증하여 총 132명이 되었다. 현재까지 사망자는 3명이다.

- 영국의 확진자 수가 13명으로 증가했는데, 4명은 다이아몬드 프린세스호 탑승자였다.

취소된 행사

- 이탈리아에서 바이러스가 확산되자, 조르지오 아르마니는 패션쇼장의 문을 닫고 가상 패션쇼를 열었다. 초청받은 관객들은 생중계를 통해 쇼를 볼 수 있으며 실제 관객 입장은 차단되었다.

크루즈선

■ 다이아몬드 프린세스호의 사망자가 3명으로 늘어났다.

중국

■ 코로나 바이러스로 인해 2명의 중국인 의사가 또 숨졌다. 29세의 시아시시Xia Sisi 박사와 42세의 왕웬준Wang Wenjun 박사이다.

■ 우한시는 완치된 환자도 14일 동안 격리하기 시작했다. 증상이 사라진 경우에도 다른 사람을 감염시킬 수 있다는 우려에서다.

경제적 문제

■ 한국의 투자자들은 코로나19 확진자가 늘어나는 것에 초조해지기 시작했다. 코스피 지수가 2% 하락했고 코스닥은 2.25% 하락했다.

국가별 대응

■ 터키와 파키스탄은 이란과의 국경을 봉쇄했다.

■ 이스라엘은 한국 또는 일본을 최근에 방문한 적 있는 모든 비거주자의 입국을 차단하기 시작했다.

■ 한국 정부는 감염 사례의 절반 이상과 관련되어 있는 신천지 교회를 일시 폐쇄했다.

■ 이란 테헤란에서는 1주일 동안 14개 구역의 모든 문화

행사를 취소하고 휴교령을 내렸다.

- 오스트리아는 이탈리아에서 들어오는 모든 기차편을 임시 중단했다.

의료 전문가

- 이란의 확진자는 43명이지만, 전문가들은 실제 확진자 수가 400명에 가까울 것이라고 예측했다. 이는 코로나19 확진자 50명당 약 1명의 사망자가 나오는 것에 근거한 추측이다.

2020. 2. 24.

통계

- 중국에서는 409명의 확진자와 150명의 사망자가 추가되었다. 전 세계 확진자 수는 79,563명, 사망자 수는 2,619명이다.

- 이날 오전 한국에서는 확진자가 161명 추가되어 총 763명이 되었다. 1주일 동안 700명 이상의 확진자와 7명의 사망자가 나타난 것이다. 저녁에는 확진자가 총 833명으로 늘어났다.

- 이날 오전 이탈리아의 확진자는 155명이 되었고, 오후에는 228명이 되었다. 사망자는 총 7명이다. 92시간 동안 확진

자가 3명에서 228명이 된 것이다.

- 미국의 확진자는 53명이 되었다. 캐나다의 확진자는 2명 증가하여 총 11명이 되었다.

- 이란의 확진자는 61명, 사망자는 12명이다. 곰 의과대학의 모하마드 레자 가디르Mohammad Reza Ghadir 총장도 확진 판정을 받았다. AP 통신은 이란 내 실제 사망자가 50명이라는 내부 고발자의 주장을 보도했다.

- 이라크, 바레인, 아프가니스탄, 쿠웨이트, 오마르에서 첫 번째 확진자가 보고되었다.

- 다이아몬드 프린세스호를 방문했던 일본 공무원 중 2명이 감염되어 이러한 사례가 총 8명이 되었다.

- 미국 동부 표준시로 2020년 2월 24일 오후 3시, 코로나19 발생 국가는 중국 포함 36개국이다. 대부분의 국가는 다이아몬드 프린세스호의 수치를 포함하지 않고 있어, 실질적으로 37번째 국가로 볼 수 있다.

- 북한에 7명의 확진자가 있다는 소문이 있으나, 확인된 바는 없다.

취소된 행사

- 이스라엘은 2월 28일 개최 예정인 텔아비브 마라톤을 취소하지 않았으나, 해외에 보낸 3,000여 개의 초청장을 철회

하였다.

중국

■ 전국인민대표대회는 야생 동물의 거래와 소비를 전면 금지하겠다고 밝혔다.

경제적 문제

■ 팬데믹의 공식화가 불가피해지면서 세계 주식 시장도 하향세로 들어섰다. 미국 나스닥 3.1%, 다우 존스 3.56%, 스탠더드 앤드 푸어 3.35%, 영국 FTSE 3.5%, 독일 DAX 3.6% 등 지수가 하락했다. 홍콩 항생 지수는 1.8%, 도쿄 닛케이 225 지수와 토픽스 지수는 각각 3.97% 하락했다.

국가별 대응

■ 미국에서 코로나 바이러스 확진자를 거부한 두 번째 도시가 나타났다. 앨라배마주 애니스턴은 확진자 수용을 거부하며 소송을 제기하겠다고 항의했고, 이에 트럼프 대통령은 확진자 격리 지역 후보 명단에서 애니스턴이 제외되었다고 답변했다.

■ 『워싱턴 포스트』에 따르면 백악관 고위 관계자가 〈코로나 바이러스로 인한 공급망 리스크에 경각심을 가지고 있다〉고 한다. 의회는 긴급 예산안에 서명할 예정이다.

의료 전문가

■ 세계보건기구는 모든 국가가 〈대비 상태〉에 돌입해야 한다며 코로나19가 팬데믹으로 분류될 가능성이 있다고 했다. 또한 아직 우리는 코로나19의 팬데믹에 대응할 준비가 되어 있지 않다고 덧붙였다.

2020. 2. 25.

통계

■ 중국에서는 확진자 508명, 사망자 71명이 추가되었다. 중국의 확진자 수는 77,658명, 사망자 수는 2,663명이다. 전 세계 확진자 수는 80,153명, 사망자 수는 2,703명이다.

■ 치사율은 중국 내에서는 3.4%, 그 외 지역에서는 1.6%이다. 이를 포괄한 전 세계 치사율은 3.3%로 올라갔다.

■ 한국의 확진자는 977명이고, 사망자는 2명 늘어나 9명이 되었다.

■ 이탈리아의 영향으로 알제리, 오스트리아, 크로아티아, 스페인, 스위스에서도 확진자가 나타났다.

■ 이탈리아의 확진자는 322명, 사망자는 11명이 되었다.

■ 코로나19 대응을 지휘해야 할 이란의 보건부 차관도 확진 판정을 받았다. 이란의 사망자 수는 최소 15명이다.

■ 중국 보건 당국은 특정 지역에서 28일 동안 새로운 확진자가 발생하지 않아야 감염이 억제된 것으로 본다고 언급했다.

■ 바레인의 확진자가 23명으로 증가했다.

■ 미국인 중에서는 처음으로 군 관계자가 감염되었다. 주한미군 장병인 이 확진자는 기지 밖으로 격리되었다. 한편 한국 군인 중에서는 현재까지 18명의 확진자가 있다.

■ 프랑스에서 확진자가 2명 늘어났다.

■ 라틴아메리카에서는 처음으로, 브라질에서 의심 환자가 발생했다.

■ 다이아몬드 프린세스호의 사망자가 4명으로 늘어났다.

경제적 문제

■ 대한 항공은 코로나19에 감염된 승무원이 나오자 사무실을 일시 폐쇄했다. 한편 싱가포르 항공은 고용 동결을 실시했다.

■ 미국과 일본의 주식 시장은 여전히 하향세다. 다우 존스 지수는 약 900포인트 급락했다.

■ 코카콜라는 인공 감미료 수급 문제로 인해 다이어트 콜라와 코크 제로 생산에 차질이 생길 수 있다고 발표했다. 또 1사분기 예상 실적을 1~2% 낮췄다.

- 로열 캐리비안은 30개의 동남아시아 크루즈를 취소했다.

국가별 대응

- 홍콩은 휴교령을 4월 중순까지 연장했다.

- 한국은 20만 명이 넘는 신천지 교회 신도 전부를 검사하기로 했다. 많은 현지 언론이 신천지를 사이비로 언급하고 있으며, 한국 확진자의 절반 이상이 신천지와 관련되어 있다.

- 스페인의 휴양지 테네리페섬에서는 투숙객 중 확진자가 1명 발생해 약 1천 명이 투숙하고 있는 호텔이 폐쇄되었다.

- 미국 캘리포니아주 샌프란시스코에서는 시장이 비상사태를 선포했다.

- 중국 베이징에서는 사회적 거리 두기가 실시되고 있다. 식료품 가게에서 모든 손님들은 4~5미터 이상 떨어져 있어야 한다. 이 규칙은 직장 내에서도 실시되고 있으며, 평소 근무 인원의 절반 이하만 출근하게 하는 곳도 많다.

의료 전문가

- 미국 질병통제예방센터 본부장은 미국인들이 〈사태가 심각해질 수 있음〉에 대비해야 한다고 경고했으며 생필품을 비축하고, 재택근무를 준비하라고 권고했다. 이 언급 이후 주식 시장이 크게 흔들리자 정부 관계자들은 질병통제예방센

터의 〈이것은 시간 문제〉라는 식의 어조를 완화하려 애쓰고 있다.

■ 미국 정부는 코로나19 백신의 임상 시험이 6주 내로 시작될 것이라고 발표했다.

2020. 2. 26.

통계

■ 중국의 확진자 수는 78,064명, 사망자 수는 2,715명으로 증가했다. 전 세계의 확진자 수는 80,995명, 사망자 수는 2,763명이다. 2월 26일 현재 코로나19 발생 국가는 6개 대륙 44개국이다.

■ 한국의 확진자 수가 1,146명으로 늘어났다.

■ 이란의 확진자 수는 96명, 사망자 수는 15명이다.

■ 이탈리아의 확진자 수는 374명, 사망자 수는 12명이다.

■ 브라질의 의심 환자가 확진 판정을 받았다.

■ 노르웨이, 조지아, 그리스에서도 최초로 확진자가 발생했다. 파키스탄에서는 확진자가 2명 늘었고 프랑스에서는 2번째 사망자가 나왔다.

■ 코로나 사태 발생 이후 처음으로, 중국 본토를 제외한 지역의 증가 수치가 중국 본토의 증가 수치를 넘어섰다.

■ 미국에서 처음으로, 캘리포니아에서 지역 사회 감염 사례가 확인되었다. 확진자 수는 총 60명이 되었고, 그중 45명이 다이아몬드 프린세스호 관련자이다. 밴더빌트 대학교의 감염병 전문가 윌리엄 샤프너William Schaffner 박사는 『뉴욕 타임스』와의 인터뷰를 통해 최근 사례를 통해 〈바이러스의 전염성이 매우 강하며 우리가 확인하지 못한 감염 사례가 있을 수 있다〉라고 말했다.

경제적 문제

■ 마이크로소프트는 코로나19 사태로 인해 이번 사분기 예상 실적을 달성하지 못할 것이라고 발표했고, 주가가 2% 하락했다.

■ 부킹스 홀리데이(카약닷컴과 부킹닷컴의 모회사)는 1사분기 실적이 9% 하락할 것이라고 발표했다.

■ 미국 재무부의 10년 만기 국채 금리가 사상 최저인 1.302%를 기록했다.

■ 주류 회사 디아지오는 코로나19 때문에 2020년 수익이 약 2억 6천만 달러 감소할 것으로 예측했다.

국가별 대응

■ 사우디아라비아는 이슬람교의 가장 중요한 성지인 메디나와 메카 방문을 금지했다.

■ 미국 부통령 마이크 펜스가 코로나19 대응 책임자가 되었다.

■ 시러큐스 대학교는 미국에서 6번째로 이탈리아 유학 프로그램을 연기했다.

■ 미국 정부는 한국을 3단계 여행 주의 국가(방문을 재고할 것)로 지정했다.

■ 호주 총리 스콧 모리슨은 〈코로나 바이러스가 팬데믹 단계에 들어설 것이 정황상 분명해 보인다〉라고 말했다. 2월 26일 현재 호주의 확진자는 23명이다.

■ 완치된 환자의 약 14%가 재감염된다는 중국의 보고를 뒷받침하는 사례가 일본에서도 나왔다. 일본의 초창기 코로나19 환자 중 한 명이 완치 판정 후 격리 해제된 지 약 3주 만에 다시 양성 판정을 받았다.

■ 이라크는 모든 공공 행사를 금지하고 바레인, 쿠웨이트와의 국경을 폐쇄했다.

■ 코로나 사태로 인해 한국의 문재인 대통령을 탄핵한다는 국민 청원이 80만 명 이상의 동의를 얻었다.

의료 전문가

■ 독일 보건부 장관 옌스 슈판Jens Spahn은 독일 내의 확산에 대해 경고했다. 그는 CNBC와의 인터뷰에서 〈환자가

16명일 때까지는 중국에서 비롯된 감염 경로를 파악할 수 있었지만, 확산 경로를 추적하는 것이 더 이상 불가능하다〉라고 말했다.

■ 미국 국립 알레르기 및 감염병 연구소의 앤서니 파우치 박사는 CNBC와의 인터뷰에서 팬데믹 상황에서는 항공편 규제가 〈소용없다〉고 말했다. 「문제가 중국에 집중되어 있을 때는 여행 규제를 통해 미국으로의 확산을 막을 수 있는 시간이 우리에게 있었다. 그러나 다수의 국가가 문제가 되면 그렇게 하기는 매우 어려우며, 사실상 불가능하다.」

2020. 2. 27.

통계

■ 중국에서는 433명의 확진자와 29명의 사망자가 추가되었다. 증가 추세가 둔화되었고, 중국 보건 당국은 4월 말까지 사태가 수습되어야 한다고 말했다.

■ 한국에서는 확진자가 334명 증가해 1,595명이 되었다. 한국의 코로나19 환자 중 약 84%가 대구에서 나왔다.

■ 이란의 확진자는 139명, 사망자는 19명이다. 사망자 중 한 명은 23세의 여성 축구 선수로 지병도 없는 상태였다. 또한 부통령을 포함해 정부 관료 7명이 바이러스에 감염되

었다.

■ 지난 48시간 동안 12개국에서 최초의 확진자가 나왔다. 뉴질랜드, 벨라루스, 북아일랜드, 나이지리아 등이다.

취소된 행사

■ 페이스북은 연례행사인 F8 소프트웨어 개발자 회의를 취소했다.

경제적 문제

■ 미국 다우 존스 지수는 사상 최대치인 1,191포인트(4%) 하락을 기록했다. 스탠더드 앤드 푸어스 지수 역시 4.4% 하락했고 나스닥 종합 주가 지수도 4.6% 하락했다. 통틀어서 4일 만에 미국 주식 시장에서 2조 달러가 날아간 것이다. 아시아를 보면 닛케이 지수는 4.7%, 항셍 지수는 2.6% 떨어졌다.

■ 마이크로소프트의 주가가 7% 하락했고, 주류 회사 앤하이저부시의 주가는 9%나 하락했다.

■ 일본 도쿄 디즈니랜드와 디즈니씨는 2월 9일부터 잠정적인 휴장에 들어간다. 또한 일본 정부는 최소 2주 동안 대규모 행사를 자제할 것을 당부했다.

■ 중국 내에 있는 스타벅스의 85%가 다시 문을 열었다.

■ 페이팔은 1사분기 실적이 예상치 이하일 것이라고 발표

했다.

국가별 대응

■ 올봄에 예정되어 있던 한미 연합 군사 훈련이 무기한 연기되었다.

■ 미국 트럼프 행정부는 〈모든 미국 시민이 코로나19 백신을 구입하기는 어려울 것〉이라고 말했다. 그러나 논란이 생기자 〈모두에게 백신을 제공하기 위해 노력할 것〉이라고 급히 태도를 바꾸었다.

■ 일본에서는 전국적으로 1개월 휴교령이 시행되었다.

■ 미국의 한 내부 고발자는 연방 정부의 의료진이 적합한 보호 장비를 갖추거나 훈련도 받지 못한 채 격리 시민들을 돕기 위해 투입되었다고 주장했다. 감염 가능성이 있는 사람들과 계속 접촉하는데도 불구하고 의료진의 이동이 자유로우며, 그중 한 명은 일반 항공편을 이용한 것으로 알려졌다.

■ 미국 정부는 각 주의 확진자 수를 발표했다. 캘리포니아 27명, 네브래스카 13명, 텍사스 10명, 워싱턴 5명, 일리노이 2명, 애리조나 1명, 위스콘신 1명, 매사추세츠 1명이다. 정부는 또한 캘리포니아 거주자 8,400명을 포함해 수만 명을 감시하고 있다고 발표했다.

■ 몽골 대통령은 중국을 하루 방문한 후 14일 동안의 자가

격리에 들어갔다.

의료 전문가

■ 현재 세계보건기구 사무총장의 특별 고문인 에제키엘 이매뉴얼 박사는 MSNBC의 「하드볼Hardball」에 출연해서 이렇게 말했다. 「우리는 이 바이러스가 인플루엔자와 얼마나 비슷한지, 얼마나 다른지 아직 모른다. 하지만 하나 알고 있는 것은, 인플루엔자보다 전염성이 강하다는 것이다. 사람들 사이의 전염이 매우 쉽게 일어난다.」

■ 캘리포니아에서 한 확진자가 검사를 받기 위해 3일을 기다려야 했던 사례가 큰 논란이 되자, 미국 질병통제예방센터는 검사 가이드라인을 완화했다. 또한 질병통제예방센터는 다양한 표면에서 바이러스의 생존 기간에 대한 연구 결과를 보고했다. CNBC 보도에 따르면 구리와 철에서는 2시간이지만 플라스틱과 종이에서는 훨씬 더 길며, 정확한 생존 기간은 연구가 더 필요하다고 한다.

■ 세계보건기구는 이란의 상황이 발표된 것보다 나쁠 수 있다는 언급을 했다. 또 모든 나라가 코로나19에 대비해야 한다고 경고했다. 테워드로스 아드하놈 거브러여수스 사무총장은 〈자기 나라에는 확진자가 없을 거로 생각한다면 큰 오산이다. 바이러스는 국경 따위는 신경 쓰지 않는다〉라고 말

했다.

■『뉴욕 타임스』는 미국의 바이러스 전문가 앤서니 파우치가 마이크 펜스 부통령에게 바이러스가 〈인체에 매우 잘 적응했으며 독감보다 치사율이 높다〉면서 〈매우 심각한 바이러스〉라고 말했다고 보도했다. 펜스 부통령은 파우치에게 백악관의 허락 없이는 코로나19에 대한 대중 발표를 하지 말라고 지시했다고 한다.

기타

■ 프란치스코 교황이 코로나 바이러스와 비슷한 증상을 보였다. 2월 26일, 로마에서 열린 사순절 미사에서 교황이 코를 풀거나 기침하는 장면이 여러 번 목격되었다.

2020. 2. 28.

통계

■ 중국에서 확진자 327명, 사망자 44명이 늘어났다. 전 세계 확진자 수는 83,376명, 사망자 수는 2,859명이며 발생 국가는 57개국이다.

■ 한국에서는 확진자 256명이 늘어나 총 2,022명이 되었다. 한국에서는 전날 12,000명이 검사를 받았고, 확진자가 늘어날 가능성이 여전히 높다. 그 결과 50여 개국에서 한국인의

입국을 제한하거나 금지하고 있다.

■ 이란의 확진자 수는 388명, 사망자는 34명이 되었다. 그러나 BBC 페르시아의 보도에 따르면 이는 상당히 축소된 것이라고 한다. 일부 병원의 분석에 따르면 실제 사망자 수는 210명, 확진자는 수천 명으로 추정된다.

■ 이탈리아에서는 확진자가 급증해 총 655명이 되었고 사망자도 17명이 되었다. 이날 저녁에는 확진자 800명, 사망자 21명으로 증가했다.

■ 나이지리아, 아이슬란드, 웨일스, 아제르바이잔, 모나코, 멕시코에서 첫 번째 확진자가 발생했다.

■ 미국 캘리포니아에서 두 번째 지역 사회 감염 사례가 나왔다. 첫 번째 사례는 솔라노 카운티에서, 두 번째 사례는 산타클라라 카운티에서 발생했다. 또 오리건에서도 미국 내 세 번째 지역 사회 감염 사례가 나왔다.

■ 미국 UC 데이비스 메디컬 센터에서 124명의 의료진이 바이러스 감염자에게 노출되었다. 간호사 노조는 다음과 같이 발표했다. 「제대로 대비하지 못하면 국가적인 의료진 붕괴가 일어날 수 있다. 간호사들은 코로나19 사태에 대한 대응이 실패하고 있다고 보고 있다.」

■ 개도 코로나19에 감염될 수 있다는 사실이 최초로 홍콩

에서 확인되었다. 그 개는 최초의 검사에서 약한 양성 반응을 보였으나, 연구자들은 더 정밀한 검사가 필요하다고 말했다. 현재 그 개는 격리 구역에서 검사 결과를 기다리고 있다.

- 프랑스에서는 48시간 동안 확진자가 3배 증가하여 57명이 되었다. 스위스의 확진자 수는 15명으로 늘어났다.

- 중국 외 국가에서는 세 번째로, 이스라엘에서 완치 후 재확진을 받은 환자가 발생했다.

- 일본 홋카이도는 비상사태를 선포하고, 2020년 올림픽 개최에 대한 우려를 표명했다.

취소된 행사

- 미국에서 열릴 아세안 특별 정상 회의가 연기되었다.

- 3월 미국에서 개최 예정이었던 게임 개발자 회의가 연기되었다.

- 스위스는 제네바 국제 모터쇼를 포함하여 1천 명 이상 모이는 행사를 모두 취소했다.

경제적 문제

- 미국 주식 시장이 7일 연속 하락세로, 2008년 금융 위기 이후 가장 큰 폭의 하락을 보이고 있다. 스탠더드 앤드 푸어스 지수는 1주일 만에 11% 하락했고, 2월 19일 이후 총 13% 하락했다.

■ 아마존은 필수적인 경우가 아니면 미국 내 직원의 이동을 금지했다. 또 아마존은 사람들의 공포심을 악용하여 잘못된 정보를 제공하거나 폭리를 취하는 온라인 판매 사례를 100만 건 이상 삭제했다고 밝혔다.

■ 국제 비즈니스 트래블 협회는 코로나 바이러스로 인해 항공편 취소가 잇따르고 있어 한 달에 466억 달러의 손실이 발생할 것이라고 추산했다.

■ 필리핀 항공은 300명 규모의 인원 감축을 발표했다.

■ 미국 식품의약국은 이미 의약품 재고 부족이 나타나고 있다고 발표했다. 그러나 구체적으로 어떤 약품이 부족한지는 밝히지 않았다.

■ 취리히에 있는 구글 직원 한 명이 코로나19 확진 판정을 받았다.

국가별 대응

■ 미국 플로리다주는 확진자, 검사자, 감시자 수를 공개하지 않기로 했다. 또한 주지사는 보험에 가입하지 않았거나 적용되는 보험이 없는 주민을 위해 무료 검사를 제공하는 것은 어렵다고 말했다.

의료 전문가

■ 세계보건기구는 코로나19의 위험 수준을 〈매우 높음〉으

로 상향했다. 세계보건기구 소속 마이클 J. 라이언Michael J. Ryan 박사는 〈지구상 모든 국가에게 해당하는 내용이다. 정신 차리고 대비하라. 사태는 더 심각해질 수 있다〉라고 말했다.

2020. 2. 29.

통계

■ 전 세계 확진자 수는 85,183명, 사망자 수는 2,924명이다. 중국에서는 확진자 427명과 사망자 47명이 추가되었다.

■ 한국에서는 하루에만 594명의 새로운 확진자가 발생해 총 2,931명이 되었다. 확진자 수는 이날 저녁 총 3,150명으로 다시 증가했다.

■ 이란의 확진자 수는 593명, 사망자 수는 43명이다. 국회의원 5명도 확진 판정을 받았다. 중동에서의 확진자는 총 720명이다.

■ 워싱턴주에서 미국 최초로 사망자가 나왔다. 전문가들은 코로나19 사태가 미국에서 최소 6주 이상 지속될 것이며 150명에서 1,500명이 이미 감염되었을 것이라고 보고 있다. 언론 보도에 의하면, 진단 키트 불량 문제가 생기는 바람에 500명 정도의 미국인만 검사를 받았다고 한다.

■ 레바논의 확진자가 7명으로 늘었고, 레바논 정부는 3월 8일까지 전국에 휴교령을 내렸다.

■ 영국에서는 10,483명이 검사를 받았고 그 결과 23명의 확진자가 나왔다.

■ 카타르, 에콰도르, 룩셈부르크에서 최초의 확진자가 발생했다.

취소된 행사

■ 프랑스에서는 16명의 확진자가 추가로 나타나자 5천 명 이상 규모의 행사를 모두 금지했다. 파리 하프 마라톤 대회도 취소되었다.

경제적 문제

■ 아마존에 이어, 뉴스 코프(『월스트리트 저널』의 모회사)와 페이스북도 직원들의 미국 내 이동을 제한하고 있다.

■ 제너럴 모터스와 피아트 크라이슬러는 부품 부족이 예상되자 대안을 찾고 있다.

2020. 3. 1.

통계

■ 호주와 태국에서 최초의 사망자가 나왔다.

■ 한국의 확진자 수는 3,736명, 사망자 수는 21명이다.

- 이란의 확진자 수는 978명, 사망자 수는 54명이다.
- 중국에서는 확진자가 573명 추가되었고 사망자도 35명 늘었다. 중국 본토의 확진자 수는 79,824명이며 사망자는 2,870명이다.
- 미국의 확진자 수는 84명, 사망자 수는 2명이다. 이 중 36명이 지역 사회 감염으로 추정되며, 나머지 48명은 우한 및 다이아몬드 프린세스호에서 대피해 온 사람들이다.
- 아일랜드, 체코, 아르메니아, 스코틀랜드, 도미니카 공화국에서 최초의 확진자가 발생했다.
- 독일에서는 확진자가 48시간 만에 2배로 늘어 117명이 되었다.
- 미국 동부 표준시로 2020년 3월 1일 오후 7시, 전 세계 확진자 수는 88,372명이고 사망자는 3,000명이다. 중국이 세계보건기구에 신종 바이러스 출현을 보고한 지 9주만의 일이다.

취소된 행사

- 미국 물리학회 연례행사가 취소되었다.
- 미국 텍사스주 휴스턴에서 열릴 예정이었던 다국적 에너지 컨퍼런스 세라위크CERAWeek가 취소되었다.

중국

■ 『워싱턴 포스트』는 코로나19에서 회복된 중국 남성 환자가 긴급 폐 이식 수술을 받았다고 보도했다. 바이러스가 환자의 폐에 비가역적인 손상을 준 것이다.

■ 지난 2월 6일 코로나19 확산을 막기 위해 도로를 통제하던 요원 2명을 살해한 중국 남성이 사형 판결을 받았다.

■ 중국의 한 마을에서는 이산화염소 알약을 복용한 주민 22명이 응급 치료를 받았다. 사용법을 제대로 알지 못하는 지역 공무원이 물에 타서 먹으라고 알약을 나눠 주면서 생긴 일이었다.

■ 중국을 촬영한 위성 사진은 1월 23일 이후로 교통이 통제되면서 중국의 대기가 매우 깨끗해진 것을 보여 준다.

경제적 문제

■ 델타 항공과 아메리칸 항공은 미국 뉴욕과 이탈리아 밀라노 사이를 오가는 노선을 일시 중단했다.

■ 미국 보건부는 중국에서 제조하는 〈필수 원료 또는 전체 원료의 부족〉으로 인해 최소 20종의 처방약이 부족해질 것이라고 경고했다.

국가별 대응

■ BBC에 따르면 영국 보건부 장관 맷 행콕Matt Hancock

은 필요하다면 도시 봉쇄도 고려하고 있다고 밝혔다. 「경제적, 사회적으로 엄청난 손실이 발생할 것이다. 지금 단계에서는 모든 방안을 고려하고 있지만 …… 사회적, 경제적 혼란을 최소화하고 싶다.」

- BBC는 한국 서울시가 신천지 지도부를 고발했다고 보도했다. 고발 내용은 살인죄와 감염병 예방 관리에 관한 법률 위반 등이다.

- 한국에서는 신천지 신도 일부가 2020년 1월 중국 우한을 방문했다는 사실이 밝혀졌다.

- 아랍에미리트는 대규모 행사를 취소하고 최소 2주 동안 모든 어린이집을 닫았다.

- 이탈리아는 코로나19 대응을 위해 36억 유로의 긴급 예산을 편성할 것이라고 발표했다.

- 미국 연방 정부는 미국 전역의 시설에 15,000개의 진단 키트를 발송했다. 또 모든 바이러스 발생 국가에서 온 승객들을 검사하기 위해 공항 검역을 강화할 계획이라고 발표했다.

- 미국에서는 학교 두 곳이 폐쇄되었다. 오리건주에서는 나이키의 글로벌 본부인 나이키 캠퍼스가 방역을 위해 폐쇄되었다.

- 일본 항구에 한 달 동안 머물러 있던 다이아몬드 프린세

스호에서 이제 모든 탑승자가 하선했다.

■ 파리에 있는 세계적 관광 명소인 루브르 박물관이 이례적으로 무기한 휴관했고, 재개관 일정은 알려지지 않았다.

2020. 3. 2.

통계

■ 한국의 경우 4,335명으로 확진자가 급격하게 증가하였고, 사망자는 26명이 되었다. 중국 본토에서는 총 확진자 수가 80,026명을 기록했고 사망자는 2,912명이었다.

■ 이란은 확진자가 1,000명을 넘어선 세 번째 국가가 되었다. 1,501명의 확진자와 66명의 사망자를 기록했다.

■ 이탈리아는 감염자가 2,036명, 사망자가 52명으로 계속 급증하고 있다.

■ 캘리포니아주와 워싱턴주는 미국 내 확산의 진원지가 되었다. 확진자는 91명으로 늘어났고 2명이 사망했으며, 8명이 중태다.

■ 인도네시아, 안도라, 포르투갈, 요르단, 튀니지, 사우디아라비아, 세네갈, 라트비아, 모로코에서 첫 확진자가 보고되었다.

경제적 문제

■ 캘리포니아주 및 워싱턴주 내에서 많은 사재기가 발생했다.『워싱턴 포스트』에 의하면 실리콘 밸리에 있는 트레이더 조 매장은 2월 29일 일일 최고 판매 기록을 세웠고, 주말 내내 물건이 거의 없었다고 한다.

■ 전문가들은 언제든지 다시 하락할 수 있다고 보고했지만, 미국 증시는 서서히 다시 오르기 시작했다.

■ 유럽연합(EU)은 27개 회원국 중 18개국이 확진자를 보고함에 따라, 매월 약 10억 달러의 관광 수입 손실이 있을 것으로 예측했다.

국가별 대응

■ 한국에서 발생한 집단 감염의 배후로 논란이 되는 신천지 이만희 총회장은 기자회견을 통해 대국민 사과를 발표했다.

2020. 3. 3.

통계

■ 전 세계 확진자 수는 91,300명으로 증가했고 3,110명이 사망했다.

■ 이란의 경우 2,336명으로 확진자가 급증했으며, 이 중에

는 국가 응급 의료 서비스 책임자도 포함되어 있다.

■ 미국에서 확진자가 108명까지 증가했다. 학교 폐쇄가 지속적으로 발생했고, 국토 안보부의 직원이 감염되어 시애틀 사무소는 문을 닫아야 했다.

경제적 문제

■ 미국 증시의 하락을 막기 위해 연방준비제도이사회(FRB)는 금리를 0.5% 인하했다. 그럼에도 불구하고 주식은 계속 폭락했다.

■ 미국의 많은 상점에서 손 세정제가 동나는 등 사재기가 계속되고 있다. 식료품 배달 서비스인 인스타카트는 CNBC에서 주문량이 평소보다 10배 증가했다고 전했다. 한편 아마존, 월마트, 이베이의 제3자 판매자들은 터무니없는 가격에 물건을 판매해 시장을 혼란스럽게 했다.

■ 세계보건기구는 전 세계 제조업자들에게 의료용품 생산량을 늘리라고 요청했다. 세계보건기구는 적어도 7,600만 개의 의료용 장갑, 8,900만 개의 의료용 마스크, 160만 개의 보호용 고글이 매달 필요할 것으로 예상했다.

■ 미국의 위기 대응 당국자들은 미국의 의료용 마스크 공급이 예상 수요의 약 1%밖에 되지 않을 것이라고 지적했다.

의료 전문가

■ 세계보건기구는 코로나19의 사망자 통계를 업데이트했다. 당초 2.3%로 예상됐던 것과 달리 새로운 통계 수치는 전 세계 사망률이 3.4~3.5%인 것으로 나타났다. 각국 의료 시스템의 질과 정부의 대응책에 따라 국가별 사망률은 0.7%에서 4%까지 다양했다.

2020. 3. 4.

통계

■ 이탈리아의 확진자는 3,090명, 사망자는 107명으로 나타났다. 이에 대해 이탈리아 정부는 최소한 3월 15일까지 대학교를 포함한 모든 학교를 폐쇄하기로 결정했다.

■ 이란은 총 확진자가 2,922명, 사망자는 92명에 이른다고 보고했다.

■ 전 세계 감염 건수는 95,000건, 사망은 3,250건을 넘어섰다.

■ 미국의 환자 수는 138명으로 증가했으며 11명이 사망했다. 뉴욕주에서는 11건의 확진자가 발생했는데, 그중 4명이 한 가족이었다.

경제적 문제

■ 캠벨 수프는 사람들이 통조림 식품을 비축할 것을 예상하여 생산량을 증가시켰다.

■ 스타벅스는 전 세계적으로 고객에게 일회용 컵만 제공하겠다고 밝혔다.

■ 미국 내 손 세정제 판매량이 619% 급증하였다.

의료 전문가

■ 중국의 의료 전문가들은 바이러스에 두 가지 방향성의 변이가 발견되었다고 말했다. 변이의 70%는 공격적이며 나머지 30%는 덜 공격적이라고 밝혔다.

2020. 3. 5.

통계

■ 전 세계 확진자가 97,800명을 돌파했다. 3,447명의 사망자가 발생했다.

■ 미국에서는 197명으로 환자가 증가했고, 12명이 사망하였다.

■ 이란은 감염자 수가 3,513명에 달하고 107명이 사망함에 따라 전국에 선별 진료소를 설치했다.

■ 또 다른 크루즈선 그랜드 프린세스호에서 감염자가 나올

것으로 예상되어, 탑승객이 진단을 기다리는 동안 샌프란시스코 해안에서 억류되었다.

- 남아프리카 공화국은 첫 번째 감염 사례를 발표했다.

경제적 문제

- 코스트코는 매출이 12.1% 증가했으나, 미국 전역에 재고를 유지하는 데 어려움을 겪었다.

- 미국 식품 유통회사 크로거는 특정 제품의 구매를 고객당 5개 이하로 제한했다.

- 던킨 도너츠가 스타벅스와 같이 일회용 컵만 제공하겠다고 발표했다.

- 페이스북과 아마존은 직원 중에 확진자가 나오면서 해당 사무실을 폐쇄했다.

2020. 3. 6.

통계

- 중국의 사망자 수는 3,070명에 달했다. 신규 확진 건수는 99건에 불과해 지난주보다 눈에 띄는 둔화세를 보였다. 중국 확진자는 총 80,651명으로 집계되었다.

- 전 세계 확진자는 102,469명이며 사망자는 3,491명이다.

- 한국의 확진자 수는 7,041명으로 급증했다.

- 이탈리아의 확진자는 4,600명 이상, 독일의 확진자는 684명으로 급증했다.
- 미국에서는 워싱턴주와 캘리포니아주 외 지역에서는 처음으로 2명의 사망자가 발생했다. 뉴욕주의 경우 하룻밤 사이에 확진자가 4배 늘어 44명이 되었다.
- 그랜드 프린세스호에서 43명을 검사하였고 그중 21명이 코로나19 확진 판정을 받았다.

국가별 대응
- 미국 스탠퍼드 대학교의 교수진 중 한 명이 확진 판정을 받자, 학교 측은 모든 대면 강의를 중단했다.
- 호주의 한 병원은 의사가 양성 반응을 보여 폐쇄되었다.

기타
- 세계 각국의 스포츠 경기가 관중 없이 진행되었고, 미국에서도 비슷한 결정을 고려하기 시작했다. NBA 스타 르브론 제임스LeBron James는 USA 투데이와의 인터뷰에서 관중 없이 경기하는 것은 〈불가능〉하다고 말했다.
- 우버는 보건 당국에 의해 격리된 모든 운전자들에게 보상을 하겠다고 약속했다.

2020. 3. 7.

통계

■ 미국의 경우 445건의 확진과 19건의 사망으로 그 수가 급증했다. 이날까지 30개 주와 워싱턴 D.C.에 바이러스가 확산된 것으로 보고되었다. 뉴욕주의 확진자는 89명을 기록했고 주지사는 비상사태를 선포했다.

■ 전 세계에서 10만 5천 명 이상이 감염되었고 3,558명이 사망했다.

■ 이탈리아에서는 5,883건의 확진자와 233명의 사망자가 나왔다.

■ 이집트의 나일강 크루즈선에서 탑승객 150명 중 45명이 코로나 바이러스에 감염되어 격리되었다.

■ 중국에서는 격리 시설로 쓰이던 호텔이 갑자기 무너지면서 최소 70명이 갇혔다. 하루 동안 38명이 잔해 속에서 구조됐다.

■ 영국에서는 206명, 프랑스에서는 716명의 확진자가 확인되었다.

2020. 3. 8.

통계

■ 100개 이상의 국가에서 최소 한 건의 코로나 바이러스 감염 사례가 보고되었다. 전 세계 확진자는 110,007명, 사망자는 3,828명이다.

■ 이탈리아의 경우는 계속 확진자가 급증하여 7,375명의 확진자와 366명의 사망자를 기록했고, 462명이 위중한 것으로 나타났다. 환자 중 622명만이 회복되었다.

■ 한국에서는 일일 증가세가 둔화되기 시작했다. 7,382건의 확진자가 발생했고 53명이 사망했다. 위독한 환자는 36명이었고, 166명의 환자가 추가로 회복되었다.

■ 중국의 증가세도 둔화되었다. 확진자는 모두 80,735명, 사망자는 3,111명이었다. 5,100여 명이 중태이며 58,600여 명이 회복됐다.

■ 미국의 경우 24시간 동안 감염 사례가 100건 이상 증가하여 확진자가 548명이 되었다. 사망은 22명, 중태는 8명, 회복은 9명이었다.

중국

■ 후베이성에서의 새로운 환자가 급격히 감소함에 따라 중국은 14개의 임시 병원 중 11개를 폐쇄했다.

경제적 문제

■ 아마존은 물류 직원이 코로나19 관련 병가를 쓰는 것에 대해 어떤 불이익도 주지 않을 것이라고 발표했다. 식품 배송 서비스인 아마존 팬트리는 특정 제품의 구매를 고객당 3개로 제한했다.

■ 세계 증시는 계속 하락했다. 도쿄는 4.7%, 홍콩은 4.1% 하락했다.

국가별 대응

■ 이탈리아 정부는 대규모 확산을 막기 위해 약 1,600만 명 (전체 인구의 25%)을 격리했다.

■ 미국 내 학교 폐쇄가 증가했다. 한편, 진단 키트의 부족에 대한 불만이 고조되었다. 뉴욕주의 주지사 앤드루 M. 쿠오모 Andrew M. Cuomo는 『뉴욕 타임스』에서 〈질병통제예방센터는 정신을 차려야 한다. 각 주(州)와 민간 실험실에서도 진단을 할 수 있도록 허용해서 가능한 한 빨리, 많이 확진자를 선별해야 한다〉라고 말했다.

기타

■ 미국의 테드 크루즈Ted Cruz 상원의원과 폴 고사Paul Gosar 하원의원은 최근 코로나19 확진자와 악수하고 이야기를 나눴다는 사실을 알게 되자 자가 격리에 들어갔다. 트럼프

대통령은 같은 행사에 참석했지만 〈전혀 신경 쓰지 않는다〉라고 했다.

2020. 3. 9.*

통계

- 전 세계 확진자는 109,577명, 사망자는 3,809명이다.
- 중국(본토 및 홍콩, 마카오 포함)의 확진자는 80,904명, 사망자는 3,123명이다.
- 이탈리아의 확진자는 7,375명이며 사망자는 132명이 증가하여 366명으로 크게 늘었다.
- 방글라데시, 알바니아, 파라과이에서 최초의 감염 사례가 보고되었다.

중국

- 중국에서 코로나19의 신규 확진자가 이틀째 40명대를 유지하며 진정세를 보이고 있다. 후베이성을 제외한 중국 본토의 신규 확진자는 모두 해외에서 역유입한 사례였다.
- 중국은 일본의 입국 통제에 맞서 일본 관광객에 대한 비

---

* 원서는 3월 8일까지 업데이트되어 있지만, 한국어판에서는 3월 9일부터 3월 18일까지의 간략한 타임라인을 추가했다. 추가된 내용 중 통계는 세계보건기구 발표에 따라 중앙 유럽 표준시로 당일 오전 10시 기준이며, 그 외의 사건은 현지 시간을 기준으로 했다. — 옮긴이주

자 면제를 일시적으로 중단하기로 했다.

■ 〈사스 퇴치 영웅〉으로 불리는 호흡기 질병 최고 권위자 중난산Zhong Nanshan 중국 공정원 원사가 〈코로나19는 세계적으로 오는 6월까지 이어진다〉는 관측을 내놨다.

■ 중국 연구팀이 밀폐된 공간에서는 코로나19 바이러스가 4.5미터까지 전파된다는 연구 결과를 내놨다.

국가별 대응

■ 일본은 하루 동안 확진자가 28명 늘어나 총 감염자 수가 508명이 됐다. 니가타시에서 발표한 새로운 감염자인 50대 여성은 보육원에서 일해 온 것으로 조사돼 집단 감염 가능성이 우려되는 상황이다.

■ 이탈리아에서는 2월 21일 첫 지역 사회 감염이 확인된 이래 하루 평균 확진자는 461명, 사망자는 23명씩 발생하고 있다. 특히 최근 들어서는 하루 확진 및 사망자 증가 폭이 연일 최고치를 경신하고 있다.

■ 베트남에서도 이탈리아를 다녀온 한 여성이 코로나19 확진 판정을 받으면서 코로나19 확산 우려가 커지고 있다.

■ 필리핀에서 코로나19 확진자가 9일 하루에만 10명이 추가돼 누적 확진자가 20명으로 늘었다. 전날 확진자 4명이 나온 데다가 지역 사회 감염이 잇따르자 로드리고 두테르테 대

통령은 이날 공중 보건 비상사태를 선포했다.

■ 대만 정부가 코로나19로 인한 〈마스크 대란〉 해소책으로 시행하고 있는 〈마스크 실명제〉를 보완하기 위해 인터넷 구매를 허용할 것이라고 발표했다.

■ 미국 내 코로나19 확진자 수는 500명을 넘어섰다. 하루 새 100여 명이 추가 확진 판정을 받았다.

2020. 3. 10.

통계

■ 전 세계 확진자는 113,702명, 사망자는 4,012명이다.

■ 중국(본토 및 홍콩, 마카오 포함)의 확진자는 80,924명, 사망자는 3,140명이다.

■ 브루나이, 몽골, 키프로스, 건지, 파나마에서 최초의 감염 사례가 보고되었다.

중국

■ 중국 정부가 코로나19의 수도 역유입을 막으려고 베이징행 국제선을 톈진 등 인접 도시에 착륙하도록 했다.

■ 시진핑 주석이 3월 10일 코로나19 진원지인 우한을 처음으로 방문했다. 시 주석은 우한 휘선산 의원을 찾아 현지 공무원과 의료진 및 자원봉사자들을 만나서 노고를 위로했으

며 화상 통화로 환자를 격려했다.

국가별 대응

■ 에마뉘엘 마크롱 프랑스 대통령은 프랑스의 코로나19 확산 사태가 〈이제 시작일 뿐〉이라고 경고했다. 이날 기준 프랑스의 확진자는 1,412명이고 사망자는 30명이다.

■ 오스트리아 정부가 코로나19의 확산을 막기 위해 이탈리아 여행객들의 입국을 금지하기로 했다. 제바스티안 쿠르츠 오스트리아 총리는 〈건강 증명서가 없으면 이탈리아에서 오는 여행객은 오스트리아로 입국할 수 없다〉라고 말했다.

■ 레바논에서도 코로나19로 인한 사망자가 발생했다. 레바논 보건부는 사망자가 56세 레바논 남성이며, 2월 20일 이집트에서 레바논으로 귀국한 것으로 파악됐다고 밝혔다.

■ 이탈리아는 밀라노를 비롯해 로마와 베네치아 등 주요 도시 기차역과 톨게이트, 공항에 검역소를 세웠다.

■ 일본에서 3월 10일 오후 11시까지 코로나19 확진자가 57명 증가했다. 일본의 국내 확진자는 총 567명으로 불어났다. 이날 사망자도 3명 추가됐다.

■ 베트남에서 코로나19 확진자가 3명 더 나와 누적 확진자가 34명으로 늘었다. 신규 확진자 가운데 2명이 슈퍼 전파자로 추정되는 26세 베트남 여성(17번 확진자)과 접촉한 뒤 감

염된 것으로 나타났다. 이 17번 확진자로 인해 현재까지 15명이 확진 판정을 받은 것으로 집계됐다.

2020. 3. 11.

통계

- 전 세계 확진자는 118,319명, 사망자는 4,292명이다.
- 중국(본토 및 홍콩, 마카오 포함)의 확진자는 80,955명, 사망자는 3,162명이다.
- 한국에서는 확진자가 242명, 사망자가 6명 추가되었다. 한국의 총 확진자 수는 7,755명, 사망자 수는 60명이 되었다.
- 이탈리아에서는 확진자가 977명, 사망자가 168명 추가되었다. 이러한 급증 추세에 따라 이탈리아의 총 확진자 수는 1만 명을 넘어섰다.
- 이란에서는 확진자가 881명 증가해 8,042명, 사망자는 53명 증가해 291명이 되었다.
- 볼리비아, 자메이카, 부르키나파소, 콩고에서 최초의 감염 사례가 보고되었다.
- 세계보건기구는 코로나19의 〈팬데믹〉을 공식 선언하였다.

중국

- 수도 베이징은 신종 코로나19의 해외 역유입 사례가 증가하자 외국에서 입국하는 사람은 무조건 자택 격리하도록 조치를 강화했다.

- 코로나19가 전 세계로 확산하는 가운데 감염 상황이 진정세에 접어든 중국이 국제 사회와 협력을 강화하겠다고 밝혔다. 세계 각국에 의료진을 파견하고 의료용품 및 방역 물자를 지원하겠다고 한 것이다. 또 중국의 경험을 공유하고, 그동안 발행한 〈코로나19 진료 방안〉 7판과 〈방역 방안〉 6판 등을 각국 언어로 번역해 배포하겠다고 발표했다.

- 고(故) 리원량 의사와 정보를 공유했던 우한 중앙 병원의 의사 아이펜Ai Fen이 그동안의 침묵을 깨고 〈중국 당국으로부터 허가 없이 코로나19 발생에 대한 경각심을 높이면 안 된다며 침묵을 강요받았다〉라고 폭로했다.

국가별 대응

- 인도네시아는 발리의 한 병원에서 입원 중이던 53세 영국 여성이 코로나19로 사망했다고 보도했다. 인도네시아에서 코로나19 사망자가 발생한 것은 이번이 처음이다.

- 베트남에서 기존 확진자와의 접촉으로 인한 2차 감염 사례가 나왔다. 코로나19 확진 판정을 받은 다낭시의 29세 여

성은 지난 4일 영국인인 22번과 23번 확진자와 접촉한 것으로 조사됐다.

▪ 미국 내 확진자가 1,000명을 돌파한 가운데 민주당 대선 주자들이 유세를 전격 취소하면서 대선 일정에 비상이 걸렸다. 7~8월에 이어지는 양당 전당 대회에도 영향을 미칠 수 있다는 우려가 나오고 있다.

▪ 독일 앙겔라 메르켈 총리는 이날 베를린에서 코로나19 관련 기자 회견을 하고 〈전문가들은 이런 상황이 계속되면 인구의 60~70%가 코로나19에 감염될 것이라고 한다〉라고 말했다. 또한 코로나19 확산 사태를 심각하게 받아들이고 있다면서 〈인류에게는 백신이 없고 치료제도 없다〉라고 덧붙였다.

▪ 헝가리가 코로나19 확산 우려에 국가 비상사태를 선포했다. 그러면서 코로나19에 가장 심각한 영향을 받은 한국, 중국, 이탈리아, 이란 4개국에서 오는 사람들의 입국을 금지한다고 밝혔다.

▪ 스페인은 지난 8일 코로나19 확진자가 총 589명이었으나 사흘 뒤인 현재 2,124명으로 폭증했다. 사망자는 현재 49명으로 하루 만에 13명이 늘었다.

▪ 벨기에에서 코로나19로 인한 첫 사망자가 발생했다. 벨

기에 보건 당국은 사망한 환자가 오랜 병력을 지닌 고위험군 환자였다고 설명했다.

■ 남아프리카 공화국에서 코로나19 확진자가 13명으로 늘어났다. 즈웰리 음키제Zweli Mkhize 보건부 장관은 이날 6명의 추가 코로나19 감염자가 생겼다면서 이같이 밝혔다. 보건부에 따르면 이번에 추가된 확진자 6명도 모두 최근 유럽에 다녀온 사람들이다.

2020. 3. 12.

통계

■ 전 세계 확진자는 125,260명, 사망자는 4,613명이다.

■ 중국(본토 및 홍콩, 마카오 포함)의 확진자는 80,981명, 사망자는 3,173명이다.

■ 프랑스령 폴리네시아, 터키, 온두라스, 코트디부아르에서 최초의 감염 사례가 보고되었다.

중국

■ 중국 보건 당국은 후베이성에서 새로운 확진자 수가 처음으로 한 자릿수로 감소했다고 발표했다.

■ 베이징에서 〈중국 코로나19 예방·퇴치 경험 교류 보고 대회〉가 개최되었다. 세계보건기구와 각국 대표들은 화상 회

의 형식으로 보고회에 참가했다.

■ 중국은 이탈리아의 코로나19 확산을 막는데 협력하기 위해서 전문가 9명으로 이루어진 구호팀과 수 톤의 의료 장비·의약품 등을 실은 전세기를 급파했다.

■ 상하이의 랜드마크인 동방명주 전망대가 영업을 재개했다. 상하이 박물관과 중국 미술관 등도 다시 문을 열었다.

국가별 대응

■ 프랑스 마크롱 대통령은 코로나19 관련 대국민 특별 담화에서 〈유럽에 코로나19가 점점 더 빠르게 확산하고 있다〉라면서 3월 16일부터 탁아소와 초·중·고교, 대학교 등에 추가 조처가 있을 때까지 무기한 휴교령을 내리겠다고 했다.

■ 영국 총리 보리스 존슨은 코로나19 대응 단계를 1단계 〈억제〉에서 2단계 〈지연〉으로 옮겨 가기로 했다고 공식적으로 발표했다. 모든 대책은 과학자들의 시뮬레이션 연구에 근거한 전략임을 강조했다.

■ 미국 트럼프 대통령은 3월 13일부터 30일간 유럽인의 미국 입국 금지를 결정했고, 이에 영국인은 제외되었다. 또한 〈도쿄 올림픽 개최를 1년 연기하는 게 좋을 것 같다〉라고 발언했다.

■ 뉴욕 시장 빌 드블라지오Bill de Blasio는 특정 지역에

차량이나 개인 출입을 통제하고, 대중교통을 중단할 수 있다고 말했다.

■ 모하마드 자바드 자리프Mohammad Javad Zarif 이란 외무 장관은 자신의 트위터를 통해 코로나19에 대처하기 위해 긴급 자금 50억 달러를 국제통화기금(IMF)에 요청했다고 밝혔다. 이란이 국제통화기금에 긴급 자금을 요청한 것은 1962년 이후 58년 만이다.

2020. 3. 13.

통계

■ 전 세계 확진자는 132,758명, 사망자는 4,955명이다.

■ 중국(본토 및 홍콩, 마카오 포함)의 확진자는 80,991명, 사망자는 3,180명이다.

■ 이탈리아에서는 확진자가 2,651명, 사망자가 189명 추가되었다. 이탈리아의 총 확진자 수는 15,113명, 사망자 수는 1,016명이 되었다.

■ 저지섬, 레위니옹섬, 그레나딘 제도, 쿠바, 가이아나에서 최초의 감염 사례가 보고되었다.

중국

■ 중국 국가발전개혁위원회 등 23개 부처는 소비 확대를

위한 19개 항목의 가이드라인을 발표했다. 핵심 내용은 품질과 가격 경쟁력을 갖춘 국산 브랜드 구축, 입국 절차 간소화 및 면세 정책 개선 등을 통한 해외 관광객 유입 확대 등이다.

- 난징시는 정부의 새로운 미디어 플랫폼을 통해 전자 쿠폰 형식으로 3억1,800만 위안 규모의 소비 쿠폰을 발행할 계획이라고 밝혔다.

- 중국 관영 언론「인민망」은 자국 내 지역별 특성에 따라 내용을 달리 한 입국자 관리 지침을 소개했다(베이징: 모든 입국자 14일간 격리, 상하이: 중점 국가 또는 지역 여행력 있는 입국자 격리, 톈진: 고위험 국가 또는 지역 여행력 있는 입국자 격리, 광둥: 고위험 국가에서 온 입국자 격리, 다롄: 입국자 건강 상태에 따라 분류).

국가별 대응

- 트럼프 미국 대통령은 백악관에서 기자 회견을 갖고 〈집단행동 및 회생 그리고 국가의 결단을 통해 코로나19의 위협을 극복할 것〉이라며 국가 비상사태를 선포했다.

- 쿠웨이트 정부는 3월 13일 자정부터 모든 여객기의 쿠웨이트 공항 출발 및 도착을 금지했다.

- 호주 정부가 코로나19 확산을 막기 위해 〈필수적이지 않으면〉 500명 이상이 모이는 모든 집회를 취소할 것을 권고

했다.

■ 벨기에 정부는 코로나19 확산을 막기 위해 다음 달 3일까지 학교는 물론 카페와 식당 문을 닫고 규모나 공공, 민간에 상관없이 모든 문화, 스포츠 행사를 취소한다고 발표했다.

■ 포르투갈 안토니우 코스타 총리는 〈경계 상태〉를 선포하고, 일부 공공시설을 폐쇄하는 등 추가 대응 조치를 발표하였다.

■ 이탈리아 정부의 전국적 이동 제한령이 종료되는 4월 3일까지 로마 시내 900여 개에 이르는 모든 성당이 일제히 폐쇄되었다.

2020. 3. 14.

통계

■ 전 세계 확진자는 142,534명, 사망자는 5,392명이다.

■ 중국(본토 및 홍콩, 마카오 포함)의 확진자는 81,021명, 사망자는 3,194명이다.

■ 세계보건기구 테워드로스 아드하놈 거브러여수스 사무총장은 〈이제 유럽이 코로나 바이러스 유행의 중심지가 되었다〉라고 언급했다.

■ 수단, 케냐, 가봉, 에티오피아 등 12개의 국가 또는 영토

에서 최초의 감염 사례가 보고되었다.

중국

■ 중국의 코로나19가 이제 거의 진정되었다는 판단에 따라 중국 본토의 42개 애플 스토어(직영 매장)가 모두 문을 열었다.

■ 중국 육상연맹은 베이징 대학교 체육관에서 〈중국 투척 경기 대회〉를 개최했다.

■ 현대 자동차의 중국 내 합작사인 베이징 현대의 베이징과 창저우, 충칭 등 3개 공장은 생산을 재개했다.

■ 베이징에서 5명의 해외 역유입 환자가 추가로 발생했고, 3월 16일부터 입국자 전원에 대해 2주간 지정 장소 격리를 시행하기로 했다.

국가별 대응

■ 아베 신조 일본 총리는 총리 관저에서 열린 기자회견에서 도쿄 올림픽·패럴림픽을 예정대로 개최하는 것이 가능하냐는 물음에 〈감염 확대를 극복하고 올림픽을 무사히 예정대로 개최하고 싶다〉라고 답했다.

■ 네팔 정부가 3월 14일부터 4월 30일까지 에베레스트 등반을 불허한다.

■ 페드로 산체스 스페인 총리는 국가 비상사태를 발령했

고, 이는 14일부터 2주간 지속된다.

- 덴마크, 체코, 오스트리아, 폴란드 등 일부 유럽 국가들은 코로나19 확산을 줄이기 위해 국경 통제 조치를 발표했다.

- 벨기에, 프랑스, 스위스와 독일 일부 지역에서는 휴교령이 본격적으로 시작됐다.

- 트럼프 미국 대통령은 입국 금지 대상에서 제외됐던 영국과 아일랜드까지 입국 금지 대상에 포함시켰다.

- 스페인은 전국에 폐쇄 조치를 취한다고 밝혔다. 이렇게 전국 폐쇄 조치를 내린 국가는 이탈리아에 이어 2번째다.

2020. 3. 15.

통계

- 전 세계 확진자는 153,517명, 사망자는 5,735명이다.

- 중국(본토 및 홍콩, 마카오 포함)의 확진자는 81,048명, 사망자는 3,204명이다.

- 이탈리아에서는 하루 만에 확진자 3,497명이 늘어나 총 확진자 수가 21,157명이 되었다. 사망자는 1,441명이다.

- 9개의 국가 또는 영토에서 최초의 감염 사례가 보고되었는데, 이 중 7개가 아프리카(나미비아, 중앙아프리카 공화국, 콩고, 적도 기니, 에스와티니, 모리타니, 프랑스령 마요트)

이다.

중국

■ 중국보다 유럽의 상황이 심각해지고 있는 가운데, 중국은 입국 규정을 강화하는 등 역유입을 막기 위한 총력전에 나섰다. 중국 관영 언론에 따르면, 중국 국무원 상무위원회는 〈해외 감염 확산 상황에 맞춰 감염병의 유입과 유출에 대한 방호벽을 높이는 조치를 해야 한다〉면서 〈이를 위해 국제 협력과 국경 격리 조치 강화 등 예방 작업에 노력해야 한다〉라고 강조했다.

국가별 대응

■ 미국 연방준비제도가 코로나19 여파에 대응하기 위해 기준 금리를 〈제로 금리〉 수준인 0.00~0.25%로 전격 인하했다.

■ 프랑스는 모든 식당과 카페, 극장, 필수품을 팔지 않는 상점은 문을 닫는 조치를 시행한다고 밝혔다. 관광 명소인 에펠탑 등도 무기한 폐쇄에 들어갔다. 또 100명 이상이 모이는 행사를 금지하고, 학교는 휴교하고 기업들에는 재택근무를 요청했다.

■ 독일은 프랑스, 오스트리아, 스위스, 룩셈부르크, 덴마크와의 국경에서 화물 및 통근자를 제외한 이동을 차단하는 조

치를 내렸다.

■ 덴마크, 노르웨이, 체코, 폴란드는 모든 외국인의 입국을 금지했다.

■ 한국은 프랑스와 독일 등 유럽 5개 국가에 대해서 특별 입국 절차를 시행했다. 또한 사실상 코로나19가 전 세계적으로 유행하는 만큼 특별 입국 절차 적용 대상을 내국인을 포함한 모든 입국자로 확대할 방침이라고 밝혔다.

2020. 3. 16.

통계

■ 전 세계 확진자는 167,515명, 사망자는 6,606명이다.

■ 중국(본토 및 홍콩, 마카오 포함)의 확진자는 81,077명, 사망자는 3,218명이다. 이날을 기점으로 중국 이외의 감염 사례가 중국의 사례보다 많아졌다.

■ 이탈리아에서 3,590명, 스페인에서 2,000명, 독일에서 1,043명, 프랑스에서 911명, 스위스에서 841명의 새로운 확진자가 발생했다.

■ 우즈베키스탄, 우루과이, 르완다, 세이셸에서 최초의 감염 사례가 보고되었다. 현재까지 총 150개의 국가 또는 영토에서 코로나19가 발병했다.

중국

■ 중국이 이탈리아에 이어 코로나19 환자가 급증한 스페인과 필리핀에도 지원의 손길을 내밀며 영향력 강화에 나섰다.

국가별 대응

■ 미국과 영국, 프랑스, 독일 등 주요 7개국(G7) 정상들이 모여 코로나19 대유행이 〈인류의 비극이자 세계적 보건 위기〉라며 긴밀하게 협력, 조율할 것을 합의했다.

■ 미국 국립 보건원이 코로나19 백신 후보 약품의 첫 임상 시험을 시작했다고 발표했다.

■ 독일 정부는 생필품 상점을 제외한 일반 상점과 공공시설의 운영을 금지하고, 모든 종교 단체의 활동을 제한하는 조치를 취했다.

■ 프랑스 마크롱 대통령은 지금은 〈전쟁 중〉이라고 말하며, 15일간 전국민 이동 제한령을 내렸다.

■ 스위스 정부는 국가 비상사태를 선포하고, 4월 19일까지 모든 행사를 금지했다.

■ 러시아 정부는 3월 18일부터 5월 1일까지 외국인의 입국을 전면 금지한다고 발표했다.

■ 캐나다는 자국민과 미국인을 제외한 모든 외국인의 입국

을 금지했다.

■ 칠레, 과테말라, 페루 등 중남미 나라들이 국경을 폐쇄하 겠다고 발표했다.

■ 한국의 서울 양지 병원에서 1인용 공중전화 박스형 진료 부스인 〈워킹 스루〉 운영을 시작했다. 환자가 부스 안으로 들 어서면 의료진이 밖에서 손만 넣어 검체를 채취하는 방식으 로, 검사 시간이 짧고 의료진의 감염 우려도 적어 주목을 받 았다.

2020. 3. 17.

통계

■ 전 세계 확진자는 179,112명, 사망자는 7,426명이다.

■ 중국(본토 및 홍콩, 마카오 포함)의 확진자는 81,116명, 사망자는 3,231명이다.

■ 유럽에서의 확진자는 64,189명, 사망자는 3,108명이다.

■ 라이베리아, 탄자니아, 베냉, 미국령 버진아일랜드 등 8개의 국가 또는 영토에서 최초의 감염 사례가 보고되었다.

중국

■ 중국 CCTV는 중국 공정원 원사이자 군사의학과학원 연 구원인 천웨이Chen Wei 박사가 이끄는 연구팀이 코로나19

백신 개발을 위한 임상 시험 승인을 받았다고 보도했다.

국가별 대응

■ 미국 정부는 코로나19에 대응하기 위해 1조 달러 규모의 경기 부양책을 마련 중이라고 밝혔다. 또 미국 전역의 영화관이 폐쇄되어 무기한 영업 중단되었다.

■ 유럽연합은 30일 동안 외국인의 유럽 여행을 30일간 금지하는 방안을 승인했다고 발표했다. 유럽연합의 외부 국경 차단은 역사상 처음 있는 일이다.

■ 독일 최대 자동차 기업인 폴크스바겐이 최대 3주간 유럽 공장들의 가동을 중단하겠다고 밝혔다.

■ 벨기에 정부는 18일 정오부터 최소 다음 달 5일까지 시민들의 이동을 제한하는 봉쇄 조치를 발표했다. 이에 따라 벨기에 시민들은 집에 머물러야 하며 이동은 슈퍼마켓, 약국, 은행에 가거나 일부 긴급한 상황 등의 경우에 한해 가능하다.

■ 영국 런던에 있는 영국 박물관과 자연사 박물관, 테이트 모던과 테이트 브리튼 갤러리 등은 당분간 문을 닫게 되었다. 런던 웨스트엔드의 수많은 뮤지컬 및 연극 극장의 문도 굳게 닫혔다.

■ 러시아 모스크바에서는 50인 이상이 참가하는 행사를 다음 달 10일까지 금지하도록 했다. 또 모스크바 볼쇼이 극장

은 4월 10일까지 예정된 모든 공연과 연주회를 중단한다고 발표했다.

- 한국 교육부는 유치원과 초·중·고교의 개학을 4월로 연기한다고 발표했다. 이로써 한국에서는 처음으로 4월 개학이 실시된다. 또 경기도는 방역 지침을 어긴 도내 교회에 대해 밀접 집회 제한 행정 명령을 발동했다.

2020. 3. 18.

통계

- 전 세계 확진자는 191,127명, 사망자는 7,807명이다.
- 유럽에서의 확진자는 74,760명, 사망자는 3,352명이다. 세계 언론은 2019년 12월 31일 우한에서의 첫 환자 발생 보고 이후 약 80일 만에 코로나19의 핵심 발병지가 중국에서 유럽으로 옮겨갔다고 보도했다.
- 누적 확진자 수가 1,000명이 넘는 유럽 국가는 다음과 같다. 이탈리아 31,506명, 스페인 11,178명, 프랑스 7,652명, 독일 7,156명, 스위스 2,650명, 영국 1,954명, 네덜란드 1,705명, 벨기에 1,486명, 오스트리아 1,332명, 노르웨이 1,308명, 스웨덴 1,167명이다.
- 몬테네그로에서 최초의 감염 사례가 보고되었다.

▪ 이날부터 세계보건기구는 통계 기준 시각을 중앙 유럽 표준시 오전 10시에서 오전 0시로 변경했다.

중국

▪ 중국에서 코로나19 사태가 발생한 이래 처음으로 발원지 우한이 포함된 후베이성의 신규 확진자가 한 명도 나오지 않았다. 중국 본토의 신규 확진자 34명은 모두 해외에서 입국한 역유입 사례였다.

▪ 중국『해방군보』는 중국에서 3월 16일 오후 8시 신종 코로나 바이러스 백신에 대한 첫 임상 시험을 실시했다고 보도했다.

국가별 대응

▪ 트럼프 미국 대통령은 민간 기업들이 코로나19 대처에 필요한 의료 물자 생산을 확대하는 데 개입하는 〈국방 물자 생산법〉을 발동하겠다고 발표했다.

▪ 앙겔라 메르켈 독일 총리는 대국민 연설을 통해 〈통일 이후, 아니 제2차 세계 대전 이후 국가가 직면한 가장 큰 도전〉이라면서 시민들이 연대해 맞설 것을 요청했다.

▪ 보리스 존슨 영국 총리는 잉글랜드 전역의 모든 학교가 오는 20일부터 무기한 휴교에 들어간다고 발표했다. 또한 『파이낸셜 타임스Financial Times』는 〈코로나 지원 부대〉로

이름이 붙여진 2만 명의 영국 군인들이 〈런던 등 주요 지역이 봉쇄되면 치안 유지를 위해 즉시 투입될 것〉이라고 보도했다.

■ 프랑스는 노숙인들로 인한 코로나19 추가 확산을 막기 위해 수도 파리와 툴루즈에 노숙인 격리 센터를 설치한다고 밝혔다.

이제 다음은?

어느 누구도 바이러스가 어디로 퍼질지 100% 확신할 수 없다. 그러나 2020년 3월 1일, 코로나 바이러스의 확산에 속도가 붙었고 새로운 확진자가 빠르게 증가하고 있다. 이것은 좋은 소식일 수도, 나쁜 소식일 수도 있다.

나쁜 소식은 더 많은 사람들이 병에 걸릴 것이며 그중 2~3%는 사망할 수도 있다는 것이다.

좋은 소식은 바이러스가 생존을 위해 변이하고 있다는 것이다. 바이러스는 살아남기 위해서, 그리고 더 많이 퍼지기 위해서 스스로 치명도를 낮춘다. 이러한 종류의 바이러스의 목표는 사람을 죽이는 것이 아니라 더 많이 확산되는 것이며, 그러기 위해 너무 치명적이어서는 안 된다.

그렇다고 해서 코로나19 사태를 심각하게 여기지 말라는 뜻은 아니다. 2020년 3월 12일 기준, 코로나19는 6개 대륙

100개 이상의 국가에서 발생한 심각한 질병이다. 또 미국을 포함한 여러 나라에서 계속해서 확산될 것으로 보인다.

　가장 좋은 것은 꾸준히 정보를 습득하고, 앞서 언급한 건강 수칙들을 실천하는 것이다. 운이 좋다면 이런 수칙들이 필요하지 않을 수도 있겠지만, 어쨌든 장기적으로 당신의 건강에 도움이 되는 팁들이다.

자료 출처

이 책에 나온 정보는 『워싱턴 포스트』, 『뉴욕 타임스』, 『투데이』, 『알자지라』, BBC, CBS, 『차이나 데일리』, CNBC, 그리고 미국 질병통제예방센터(CDC), 식품의약국(FDA), 세계보건기구(WHO) 등의 자료에 기반했다.

타일러 J. 모리슨 Tyler J. Morrison 미국의 논픽션 작가. 각종 책과 잡지에 작품을 게재한 바 있는 사진작가이기도 하다. 평소 정치, 교육, 의료 등 다양한 분야에 관심을 가져 왔고 코로나19 사태가 발생하자 자료를 모아 2020년 1월 26일 『코로나19: 우리가 알아야 할 사실들』을 출간했다. 모리슨은 집필 시 항상 두 개 이상의 공신력 있는 언론을 참조하며, 출간 후에도 꾸준히 자료를 추가해 전자책을 업데이트하는 중이다. 본명인 에이프릴 A. 테일러로 다수의 소설을 출간했으며 타일러 J. 모리슨은 논픽션을 출간할 때 사용하는 필명이다. 현재 미시간에 거주하며 집필 활동을 이어 가고 있다.

옮긴이 홍유진 서울에서 태어나 고려대학교 경제학과를 졸업하고 동대학교 경영전문대학원에서 석사 학위를 받았다. 현재 출판사에서 일하며 책을 비롯해 문구와 전시 등 여러 분야를 넘나들며 기획을 담당하고 있다.

감수 이용제 연세대학교 의과대학 졸업 후, 동 대학원에서 보건학과 가정의학으로 석사와 박사학위를 마쳤다. 질병관리본부에서 3년 동안 감염병 역학 조사관으로 활동했고 사스, 조류인플루엔자에 대한 현장 역학 조사 경험이 풍부하다. 현재는 연세대학교 의과대학 가정의학교실 교수로 진료와 연구·교육에 전념하고 있다.

코로나19 우리가 알아야 할 사실들

발행일　2020년 3월 30일 초판 1쇄

지은이　타일러 J. 모리슨
옮긴이　홍유진
발행인　홍지웅·홍예빈
발행처　주식회사 열린책들

경기도 파주시 문발로 253 파주출판도시
전화 031-955-4000　팩스 031-955-4004
www.openbooks.co.kr

Copyright (C) 주식회사 열린책들, 2020, *Printed in Korea.*
ISBN 978-89-329-2020-7 03510

이 도서의 국립중앙도서관 출판예정도서목록(CIP)은 서지정보유통지원시스템 홈페이지(http://seoji.nl.go.kr)와 국가자료공동목록시스템(http://www.nl.go.kr/kolisnet)에서 이용하실 수 있습니다.(CIP제어번호: CIP2020010828)